Jus de Grenade fermenté

ISBN 978–2–87211–115–2
Dépôt légal 2012/5053/N

39, avenue du Centenaire — B-4053 Embourg (Belgique)
Tél. : + 32 (0) 4 349 03 03 – Fax : + 32 (0) 4 341 29 21
Courriel : infos@mpeditions.be

Docteur Jean-Paul Curtay

Jus de Grenade fermenté

La grenade, aliment-plus !

Nouvel outil puissamment antioxydant, anti-inflammatoire, protecteur cardiovasculaire et anti-cancer, dans l'arsenal de la nutrithérapie

MedicatriX

Traduction des textes issus du Guide de conseils de docteur Jacob's Medical:
Marco Pietteur.

LE « RÉSUMÉ » DE L'ÉDITEUR

La grenade – aliment plus
– d'abord puissamment anti-inflammatoire
et aussi puissamment antioxydant !

Les Polyphénols de grenade

Les fruits du grenadier (*Punica granatum L.*, Pomegranate tree en anglais), ses graines, son écorce et ses fleurs, sont utilisés pour leurs propriétés thérapeutiques depuis des millénaires. Les fleurs de grenade étaient utilisées en Perse pour le traitement du diabète gras, l'écorce du fruit était utilisée par de nombreux peuples contre les parasites intestinaux. Aujourd'hui, plus de 250 publications scientifiques témoignent des extraordinaires capacités antioxydantes et anti-inflammatoires des différents polyphénols de grenades (punicalagine, acide ellagique, anthocyanes etc.). La grenade devient notre allié, nous protégeant contre les maladies cardio-vasculaires, le cancer, les processus de vieillissement et les maladies neurodégénératives.

Effets & vertus

Le jus de Grenade fermenté, un puissant anti-oxydant

Le rôle des antioxydants

Ils protègent les cellules contre les méfaits du stress oxydatif, contre les radicaux libres d'oxygène et les dommages qu'ils causent à notre organisme (cancer, maladie cardiovasculaire, rhumatisme, vieillissement cellulaire…).

Les dommages causés par le stress oxydatif

Les maladies cardiovasculaires, le cancer et le vieillissement cellulaire sont les conséquences du stress oxydatif. Le stress oxydatif est un processus lié à un déséquilibre entre la production de radicaux libres et leur neutralisation par nos systèmes de défense antioxydant. L'excès de radicaux libres dans l'organisme entraîne des dommages cellulaires. Ce processus peut être comparé à l'action de l'oxygène qui rouille le fer.

Les polyphénols de la Grenade

Les polyphénols de la grenade agissent comme un «anti-rouille», neutralisant les radicaux libres et renforçant nos systèmes de défense (Jacob, 2008). Sa force réside dans sa puissante capacité antioxydante, bien supérieure à celles du vin rouge, du thé vert, du jus de myrtille… (Seeram et al., 2008).

75 à 80x supérieur au thé vert

Le pouvoir antioxydant du jus de grenade fermenté est 3 à 4 fois supérieur à celui du vin rouge et 75 fois supérieur à celui du thé vert (Gil et al., 2000), car la fermentation augmente considérablement sa bio-disponibilité, c'est-à-dire son absorption par l'intestin. Par ailleurs, il existe encore mieux que le simple jus de grenade: l'Élixir de grenade fermenté du Dr Jacob. Il contient des **polyphénols fermentés** beaucoup plus **biodisponibles** et **facilement assimilables** par notre intestin (brevet CE du Dr L.M.Jacob). Ainsi, il démontre une capacité anti-oxydante 21 fois supérieure à du jus de grenade concentré, 36 fois supérieure à du jus de grenade frais et 75 fois supérieure au thé vert et au vin.

Alzheimer

Nombreuses études scientifiques prouvent que la grenade développe une capacité protectrice anti-oxydante sur le cerveau et le système nerveux (2006, Jung et al). Deux études réalisées sur des souris ont conclu que le jus de grenade pourrait avoir un effet neuro-protecteur :

- Le jus de grenade réduit de moitié le dépôt de la protéine bêta-amyloïde dans le cerveau, marqueurs de l'apparition de la maladie d'Alzheimer (Hartmann et al., 2006).

- La consommation quotidienne du jus de grenade, pendant la gestation de la souris, réduit de 60 % l'incidence des lésions cérébrales liées au manque d'oxygène pouvant survenir lors d'accouchements difficiles ou de crises d'apoplexies (Loren et al., 2005).

Ces études laissent entrevoir un potentiel prometteur dans le domaine de la prévention des attaques d'apoplexie et de l'Alzheimer.

Activité anti-inflammatoire de la grenade

Inflammations – stress oxydatif : Un couple à vaincre

Les maladies inflammatoires chroniques induisent des processus inflammatoires qui génèrent un stress oxydatif. Ceux-ci nous usent progressivement et épuisent nos réserves en antioxydants.

Une double action de la grenade : antioxydant et anti-inflammatoire

Les polyphénols de grenade permettent non seulement de lutter efficacement contre les radicaux libres, mais également d'inhiber le processus inflammatoire.

Inhibition des protéines pro-inflammatoires

L'effet anti-inflammatoire du jus de grenade s'explique notamment par son action inhibitrice sur plusieurs facteurs responsables de l'inflammation :

- Inhibition de NF-kappa-B et de TNFalpha, protéines régulant des centaines de voies de signalisation pro-inflammatoires responsables des processus inflammatoires, des maladies auto-immunes, et de l'apparition et du développement de certains cancers. (Khan et al., 2007-a et b, Syed et al., 2006 ; Huang et al., 2005 ; Ahmed et al., 2005 ; Afaq et al., 2005a et b).
- Inhibition de la COX-2 (enzyme pro-inflammatoire) (Adams et al., 2006, Schubert et al., 1999).

Anti-infectieux

Les effets anti-inflammatoires des polyphénols, et plus particulièrement de la punicalagine, sont très importants dans le cas d'infections.

Le jus de grenade contre le virus de la grippe...

Selon une étude récente, les polyphénols de la grenade ont des propriétés anti-grippes, inhibant la réplication du virus de la grippe A et donc, empêchant sa multiplication et progression. De plus, il améliore l'effet des médicaments anti-grippes (l'oséltamivir) en renforçant leur action pour le traitement et la prévention des grippes (Haidari et al., 2009).

… Et contre d'autres virus et bactéries

Contre les virus HIV-1 (Neurath et al., 2004 et 2005).

Contre les bactéries gram-positives et négatives, contre les pathogènes de la flore intestinale (*Clostridia, Staphylococcus aureus*) (D Bialonska et al., 2009), contre les pathogènes d'origine alimentaire (*Listeria monocytogenes, Escherichia coli* and *Yersinia enterocolitica*) (Linus et al.,) et d'autres pathogènes (la corynebactérie, les staphylocoques, streptocoques, Bacillus *subtilis*, les shigelles, Salmonelles, *Vibrio cholera*) (Naz et al., 2007).

Contre les vecteurs de la malaria (paludisme) (Reddy et al., 2007).

Anti-cancer

Depuis quelques années, de nombreuses études ont montré que la consommation de fruits rouges (mûrs, myrtilles, tomates…) et légumes (ail, curcuma…) est un facteur clé dans la prévention du cancer. Notamment grâce à leur teneur en polyphénols. La grenade est le fruit santé le plus populaire dans la lutte contre le cancer de la prostate, mais aussi contre d'autres types de cancer tels que celui de l'intestin, de la peau, des poumons et du sein (Jacob, 2007b).

Arthrite

La consommation de l'Élixir de grenade fermenté de Dr. Jacob's® est efficace en cas d'arthrite. Il permet un gain de mobilité et de qualité de vie pour les patients atteints d'arthrite.

En effet, des études récentes montrent que les polyphénols de grenade combattent la dégénérescence inflammatoire du cartilage articulaire en cas d'arthrite rhumatoïde (Ahmed et al., 2005, Shukla et al., 2008 a et b) car la grande concentration de polyphénols biodisponibles protège le tissu cartilagineux en :

- inhibant les protéines pro-inflammatoires telles que COX2, MAP kinases, TNF-alpha et les substances pro-inflammatoires (IL-6, prostaglandine E2).
- freinant la formation de métalloprotéases co-responsables de la destruction du cartilage.

Protecteur cardiovasculaire

Protecteur cardiovasculaire et santé cardiaque

Les maladies cardiovasculaires sont la cause de décès la plus fréquente.

La cause de ces maladies est la calcification des vaisseaux, on parle alors d'athérosclérose. Ce phénomène est la conséquence du stress oxydatif et de l'inflammation. En effet, l'oxydation du cholestérol LDL permet son dépôt sur les parois vasculaires. Il en résulte un rétrécissement des artères et la diminution de l'élasticité de celles-ci. Comme une veille canalisation d'eau, où calcaire et rouille rétrécissent le lumen et rongent le tuyau, apparaissent alors des infarctus, des attaques d'apoplexie (manque d'oxygène au niveau cérébral), de l'hypertension artérielle.

L'exercice physique régulier, une alimentation riche en fruits et légumes et oméga 3 permettraient d'éviter 80 % des infarctus.

La grenade prévient et combat les maladies cardio-vasculaires (Jacob, 2007a) :

- Chez des patients atteints de maladie coronarienne, la consommation quotidienne de 250 ml de jus de grenade améliore l'irrigation sanguine du myocarde de 17 %, et diminue de 50 % des angines de poitrine. Chez les patients qui ne suivent pas une cure de jus de grenade, l'irrigation sanguine a par contre diminué de 18 % (Sumner et al, 2005).

- Des patients atteints d'un rétrécissement de la carotide, suivant une cure d'un an de jus de grenade concentré (50ml/jour), montrent une diminution de 35 % des dépôts graisseux dans l'artère, ainsi qu'une baisse de la pression artérielle (de 12 %) et de l'oxydation du cholestérol LDL (de 90 %), tous facteurs de risques de l'athérosclérose. Par contre, dans le groupe témoin, les dépôts ont augmenté de 9 % (Aviram et al., 2004).

- Des patients diabétiques de type 2 souffrant d'hypercholestérolémie, ayant consommé 50ml/jour de jus de grenade concentré, pendant 8 semaines, ont profité d'une réduction du taux de cholestérol LDL et cholestérol total, ainsi que d'une augmentation de la protection vasculaire (Rosenblat et al, 2006 ; Esmaillzadeh et alii, 2006). De plus, même si le jus de grenade est constitué d'une forte teneur en glucides (sucres), sous la forme fermentée de l'Élixir de Grenade fermenté de Dr. Jacob's®, le sucre n'augmente pas la glycémie, ni le cholestérol, ni les graisses. La forme «gélule» 100 % fermenté, c'est à dire le GranaProsan de Dr. Jacob's®, dont la valeur glucidique est nulle, est encore mieux tolérée par les diabétiques. Ainsi, les diabétiques peuvent profiter de ses effets vasoprotecteurs très favorables sans le moindre inconvénient.

- Les patients atteints d'insuffisance rénale terminale sont sujets à un risque accru de maladies cardiovasculaires, de diabètes et d'hypertension. Dans une étude récente (Kristal et al., 2010) menée chez des patients dialysés, on observe chez les patients consommant le jus de grenade une diminution des hospitalisations liées aux maladies cardiovasculaires, ainsi qu'aux infections. Cela a été associé à des réductions des marqueurs de l'inflammation et du stress oxydatif (marqueurs de l'oxydation des protéines et de l'inflammation : amorçage des neutrophiles, l'interleukine-6, l'albumine et fibrinogène oxydé), puisque le groupe témoin n'avait aucun changement significatif dans les niveaux de l'un des marqueurs.

> En conclusion, le jus de grenade fermenté de Dr. Jacob's® permet de réduire les dépôts graisseux au niveau des artères (athéromes) et il réduit ainsi le risque d'accidents cardio-vasculaire.

La grenade améliore la capacité érectile

Les effets favorables de la grenade sur l'irrigation sanguine permettent une amélioration de la capacité d'érection chez les patients atteints de dysfonction érectile (Azadoi et al., 2005 ; Forest et al., 2007).

Authenticité

Les polyphénols de grenade fermenté par le processus breveté de Ludwig Jacob sont extrêmement bio-disponibles et donc bioactifs.

L'effet santé d'un jus de grenade dépend de la **teneur réelle en polyphénols** typiques de grenade et de la

biodisponibilité des structures moléculaires de ces polyphénols. Les polyphénols de grenade d'un simple jus habituel doivent, avant d'être assimilés par le sang et les cellules, être dégradés par la flore intestinale. Or, la qualité intestinale varie d'un individu à l'autre. Ainsi, la méthode de fabrication du produit joue un rôle prépondérant dans l'optimalisation de ces paramètres. Un procédé de fabrication unique, la **fermentation par procédé bioactif**, résultant de 8 années de recherche, développé et breveté par le Dr Ludwig Manfred Jacob, **améliore nettement la biodisponibilité de ces polyphénols**. Cette fermentation originale et unique détermine l'extraordinaire biodisponibilité des polyphénols de l'Elixir de grenade fermenté, elle peut-être objectivée par des analyses scientifiques ; son taux de polyphénols est contrôlé à chaque fabrication.

La fermentation se déroule pendant 3 à 4 semaines, en anaérobie, sous température de 35° à 38° sous l'action d'enzymes spécifiques, reproduisant au plus proche la digestion normalement vécue en l'intestin. Durant la durée de cette fermentation, **seul du jus de grenade est ajouté**. Ce procédé original permet non seulement de conserver l'intégralité des **principes actifs**, mais aussi de les **condenser**, et ainsi, d'augmenter la teneur en polyphénols.

Durant le processus de fermentation, les micro-organismes probiotiques spécialement choisis agissent sur les polyphénols de grenade en reproduisant le processus de dégradation naturelle qui a lieu dans l'intestin au cours de la digestion. Ainsi, les molécules longues de **polyphénols** sont découpées en petites molécules (masse moléculaire basse) et plus facilement **assimilables par notre intestin**. De la sorte, les polyphénols sont **hautement biodisponibles** (et assimilés dans le sang) et peuvent donc procurer leurs actions bénéfiques à l'organisme (la prostate, le cerveau, les artères, ...). Ce **processus de prédiges-**

tion transforme les polyphénols de grenade, difficilement absorbables, en substances bio-disponibles (molécules basses) et donc extrêmement bioactives.

Élixir de Grenade fermenté de Dr. Jacob's® Medical

Des imitations sans bénéfice pour la santé

Les résultats du laboratoire international Eurofins, expert dans la vérification de l'authenticité des jus de fruits, sont consternants : plus de 50% des jus de grenade sont non-conformes, alors que les non-conformités dépassent rarement 10% pour les autres jus de fruits.

De nombreux jus de grenade présents sur le marché sont frelatés, et contiennent en fait d'autres fruits, malgré l'étiquetage rassurant mais souvent mensonger de « 100 % » grenade. Ils sont mélangés avec d'autres fruits (myrtilles, framboises, raisins rouges, raisins blancs, pomme...), des colorants, des sucres... Ces fabricants privilégient l'économie des coûts de fabrication et le goût des jus, rendus agréables à boire, au détriment de l'effet bénéfique sur la santé. Les analyses des jus de ces fabricants, analyses qui 'ils affichent parfois le label «conforme», montrent que la soi-disant conformité de leur jus s'arrête uniquement aux paramètres dont ils ont eux-mêmes demandés l'analyse et qu'ils savent pertinents. Si en fait l'analyse était faite pour tous les paramètres nécessaires à l'authenticité du jus, ceux-ci auraient un autre score bien moins brillant et seraient souvent qualifiés en conclusion du laboratoire par le verdict «non conforme». Des analyses de teneur en sorbitol, acide tartrique, permettent de détecter l'ajout d'autres fruits qui rendent ces jus nettement moins intéressants quant aux bénéfices attendus pour la santé et bien trop cher pour la réalité de leur contenu.

D'autres analyses mettent en avant la présence de fruits pourris pour la fabrication de jus de fruits et témoignent d'une mauvaise pratique de fabrication. Ces résultats peuvent indiquer un manque d'hygiène voire même une contamination microbienne.

D'autres fabricants utilisent de la gélatine de bœuf ou de poisson afin de filtrer les jus de grenade. Malheureusement, ces gélatines éliminent les substances actives (polyphénols) puisque les protéines animales de la gélatine les capturent. Ainsi, les taux de polyphénols de ces jus de grenade sur le marché sont affaiblis. En conséquence, les taux de polyphénols des jus de grenade sur le marché, varient de 897 à 4265 mg/L.

Méfiez-vous des copies soi-disant fermentées ! Après analyse de certains jus bien présents sur le marché belge et français, jus dont l'étiquette reprenait «fermenté», notre analyse auprès de laboratoires d'analyses alimentaires spécialisés comme Eurofins attestait que ces jus ne présentaient aucune forme de fermentation, ni lactique, ni alcoolique. Ils sont pourtant vendus fort chers, insistant en leur publicité sur leur soi-disant fermentation, alors que leur action santé, si elle existe et s'ils contiennent des véritables polyphénols du fruit grenade, est au maximum relativement comparable à un simple bon jus.

Certains jus affichent même des valeurs polyphénols totaux astronomiques....bien, et c'est peut-être intéressant ! Mais alertés par des scientifiques étasuniens sur une nouvelle forme de frelatage, il apparaît que ces montants astronomiques de polyphénols ne sont pas constitués de structures d'acides ellagiques typiques de la grenade, mais bien d'un acide ellagique extrait d'une lignite d'un autre type qui fournit un polyphénol non hydrosoluble, donc inassimilable ajouté ainsi pondéralement à un jus, donc au bénéfice santé totalement inintéressant malgré la réclame sur l'étiquette (J.AgricFood Chem. 2009, 57, 7395-7400, Zhang et alii) ! Et plus le fabricant atteste d'un fort taux de polyphénols sur son étiquette, plus cher est son produit... qui est malheureusement inefficace pour l'effet grenade attendu ! Eh, oui, c'est une véritable jungle où il est difficile de s'y retrouver !

• *Des analyses permettent de prouver la fabrication d'un vrai jus 100 % grenade fermenté (Élixir de Grenade fermenté de Dr. Jacob's® Medical)*

A notre connaissance aujourd'hui, ce produit breveté n'a strictement aucun concurrent ! Le concurrent s'il existait devrait réussir avec succès plusieurs contrôles et analyses concernant la présence de sorbitol, empreinte anthocyane, analyse TEAC, méthode Folin) et présenter différentes caractéristiques :

- minimum 30.000 mg/L de polyphénols à chaque production (méthode Folin).
- 11.900 mg/L de punicalagine A et B. Aucun autre aliment connu ne possède autant de punicalagine connu pour ses propriétés antioxydantes et conjugué à l'acide ellagique, une action anti-inflammatoire.
- 1992 mg/L d'acide ellagique à masse moléculaire basse.

  > En conclusion, une grande quantité du spectre des polyphénols typiques de la grenade (plus de 50 000 mg/L) !Seul le spectre complet rend le produit actif.

Et bien certainement aussi, de l'acide lactique issu de la fermentation par les micro-organismes.

• *Avantages de ce procédé de fabrication :*

500 ml d'Élixir de Grenade = 10L de jus de grenade classique = 36x plus concentré que le jus de grenade frais.

Ce concentré fermenté est 21 à 25 fois (suivant les fabrications) plus antioxydant que le jus de grenade traditionnel et 80 fois plus que l'infusion de thé vert. Autrement dit, 1 cuiller à soupe d'Élixir de grenade (10 ml) à la même capacité anti-oxydante qu'un verre de jus de grenade, qu'un litre de thé vert.

Sa fermentation augmente la biodisponibilité et la bioactivité des polyphénols : nous assimilons mieux le produit qui agit plus fort.

En plus d'améliorer la bioactivité et l'assimilation des polyphénols, la fermentation décompose (consomme) le sucre du fruit, permettant, dans le cadre du GranaProsan 100% fermenté, sa consommation aux diabétiques.

• *Comment reconnaitre un vrai jus de grenade*

- Le vrai jus 100 % grenade est fushia foncé, un peu transparent, pas rouge foncé, pas presque bordeaux comme on le constate trop souvent quand on examine les jus de grenade en vente en magasins.

- Goût amer, astringent, difficile à boire et laisse votre palais comme encore assoiffé, un peu asséché (à cause des précipités résultant de la liaison entre les protéines de la salive et les polyphénols) ; ce jus-là ne désaltère pas, mais est très bon pour la santé.

- Les «bons» jus 100 % grenade qui désaltèrent et sont agréables au gosier (ceux dont on a envie de reboire un verre) sont toujours frelatés, souvent, ce ne sont pas des pur jus 100 % grenade . Les laboratoires d'analyses alimentaires (Eurofins, janv 2012) estiment que plus de 50 % des jus 100 % grenade vendus sur le marché sont frelatés, méfions-nous… !

Jus de Grenade fermentée en gélules

La plupart des gélules actuellement sur le marché montre des différences de qualité très importantes. Celles indiquant «extraits de grenades standardisés à 40 % d'acide ellagique» sont en fait obtenues par **ajout** d'acide ellagique à partir d'extrait d'une lignine (lignum, bois en latin) importée de Chine, et donc ajoutée (Lansky, 2006). Le problème étant que l'acide ellagique exogène est peu absorbé par la muqueuse intestinale d'autant que celui-là n'est pas hydrosoluble. Cela ne représente évidemment aucun bénéfice pour la santé.

La plupart des gélules sont fabriquées par séchage à chaud. Ce processus de fabrication, peu onéreux, produit des poudres de grenade peu qualitatives dont les polyphénols sont oxydés, polymérisés et donc, totalement non-absorbables. Ils ne peuvent agir au niveau des différents organes et ne présentent aucun bénéfice pour la santé.

Les extraits en gélules de jus de qualité utilisées lors des études citées sont produits par lyophilisation (basse température). Il n'y a pas de polymérisation et donc cela contribue à améliorer l'absorption des substances actives. Celles-ci proviennent uniquement de grenade sans ajout de substances exogènes. Seuls le GranaProsan et GranaCor de Dr. Jacob's® Medical vous offrent cette qualité de fabrication des gélules fermentées de grenade.

Jus de grenade et Jus de Grenade

Le jus 100 % Grenade 200 + de Dr. Jacob's Medical résulte d'une fermentation courte, il contient au minimum 2 x plus de polyphénols qu'un simple jus de qualité ! Ses grenades proviennent de l'Iran, d'Inde et de Turquie. Pays réputés pour leurs grenades riches en polyphénols. Il est, par rapport à un simple jus, beaucoup plus actif et mieux assimilé car légèrement fermenté !

•••

AVANT-PROPOS

Jus de Grenade fermenté … pour continuer … à s'éclater !

Quelles sont les 2 causes de la **dysfonction érectile** ? surpoids, tabac, diabète, facteurs de risques cardiovasculaires (encrassage des artères avec l'âge) et les opérations de la prostate.

Évidemment liées au cancer le plus fréquent de tous, le **cancer de la prostate** dont, en 2009, 71.600 nouveaux cas ont été enregistrés en France, loin devant le cancer du sein (52.600).

Or, la réduction du surpoids, l'exercice physique, une alimentation riche en végétaux (particulièrement des fibres) et en poissons, surtout gras (acides gras oméga 3) … ces éléments que l'on retrouve dans les modèles méditerranéens et d'Okinawa, s'avèrent avoir une action préventive spectaculaire sur ces deux problèmes.

Que ce soit pour optimiser sa santé cardiovasculaire ou réduire ses risques de cancer, nous disposons aujourd'hui d'un nombre impressionnant d'études indiquant que l'on peut encore puissamment augmenter ses chances de santé et de longévité en se nourrissant d'« Aliments-plus », aliments qui contiennent suffisamment de principes actifs pour montrer des effets pharmacologiques à court terme. C'est le cas de l'ail, un fluidifiant sanguin, du curcuma, l'épice qui donne au curry sa couleur jaune et s'oppose à tous les stades de nombreux cancers, du thé vert, en particulier en poudre (matcha), et de certains jus de fruits. **Celui qui, sans conteste, fait l'objet du plus grand nombre de publications scientifiques et médicales, est le jus de grenade**.

Il est surtout connu pour la prévention, et même, le renforcement des traitements du cancer de la prostate. En effet, le jus de grenade s'est montré capable d'inhiber la prolifération des cellules tumorales de la prostate de 50 à 90% par le chercheur israélien Dr Ephraïm Lansky. Dans un essai clinique réalisé sur 48 patients atteints de tumeur prostatique, le jus de grenade (570mg de polyphénols = 2 c. à soupe = 20ml d'Élixir de Grenade fermenté) a prolongé le temps de doublement du taux de PSA (antigène spécifique prostatique), de 15,4 à 60 mois. Ce qui représente une réduction spectaculaire de 44,6 mois de la progression tumorale. Une équipe du Wisconsin a même pu montrer une action positive de l'extrait de grenade lyophilisé, préservant tous ses polyphénols, lorsque les traitements classiques ne sont pas efficaces. Ceci est d'autant plus important que la majorité des experts s'accordent aujourd'hui pour dire que dans la plupart des cas, l'intervention chirurgicale aurait plus d'inconvénients que d'avantages, à commencer par la perte de la fonction érectile.

Outre des études démontrant son action sur le cancer du sein (Kim et al., 2002), le cancer de la prostate (Albrecht et al.,2004 ; Lansky et al., 2005a et b) ou la leucémie (Kawai et Lansky, 2004), il a aussi accumulé ces dernières années un ensemble d'observations très positives sur le plan cardiovasculaire : amélioration du profil lipidique, effets antioxydants (particulièrement pour le LDL cholestérol), anti-inflammatoires, anti-hypertenseurs, anti-agrégants plaquettaires...

Des essais cliniques sur patients montrent que la consommation de jus de grenade apporte au patient un **abaissement de 96 % de l'oxydation du cholestérol LDL**, nettement supérieur au bénéfice de la consommation d'un jus d'oranges-carottes qui permet à peine, une réduction de 8 %. Une étude conduite par l'université de Californie et publiée dans le *Journal of Cardiology*, montre que l'irrigation sanguine du myocarde s'améliore de 17 % à l'effort, et que le **nombre des crises d'angine de poitrine a diminué de 50 %** parmi 45 sujets atteints d'une affection coronaire à évolution chronique après une consommation quotidienne de 50ml de jus de grenade pendant 3 mois. Le groupe témoin qui n'a pas consommé de ce jus présente une irrigation sanguine diminuée de 18 % et aucune amélioration des crises d'angine de poitrine.

Une autre étude randomisée menée par Aviram au cours de laquelle 19 volontaires victimes de rétrécissement carotidien ont régulièrement consommé 50 ml de concentré de grenade (= 20 ml d'Élixir de grenade) pendant 3 mois, a permis de constater dès la première année chez les sujets prenant l'Élixir de grenade fermenté, un **effet anti-agrégant plaquettaire et une réduction de 35% de l'épaisseur des dépôts de leur paroi carotidienne**. Le groupe témoin recevant un placebo, par contre, a connu une augmentation de l'agrégation plaquettaire et un épaississement de la paroi carotidienne de 10 %. **La protection cardiovasculaire par le jus de grenade a aussi été confirmée chez les diabétiques**. Enfin, ces effets vasculo-protecteurs bénéficient, aussi, à la vascularisation, donc, à l'érection du pénis.

Le Professeur de UCLA, Louis Ignarro, Prix Nobel de Médecine en 1998 pour ses travaux sur l'oxyde nitrique, un des facteurs principaux de la vasodilatation, a ainsi permis la mise au point du Viagra. **Toutefois, si l'on ne veut pas dépendre de la chimie et subir le côté quelque peu biologiquement agressif du Viagra**, Ignarro a d'abord montré avec son équipe de l'Université de Californie à Los Angeles, que 3 micromoles de jus de grenade dilué six fois produisait un effet antioxydant qui pour être reproduit nécessitait 300 micromoles de jus de myrtille non dilué ou 1000 micromoles de jus de raisin non dilué. Ensuite, ses expériences l'ont amené à la conclusion que **le jus de grenade est le produit naturel le plus puissant testé** pour protéger l'oxyde nitrique vasodilatateur et potentialiser ses effets, **pour aider à l'érection**.

Le Dr Azadzoi de l' Université de Boston a comparé les jus d'orange, de canneberge, de myrtille, le thé vert, le vin rouge et le jus de grenade. **Le jus de grenade s'est confirmé le plus antioxydant de tous et capable de favoriser la dilatation du corps caverneux de la verge et d'y augmenter l'afflux sanguin. L'érection est donc nettement facilitée**. C'est le *« VIAGRA NATUREL »*.

Dans le Journal International de Recherches sur l'Impuissance, le Dr Forest (The Male Clinic, University of Southern California, Beverly Hills), a conduit une étude en double aveugle enrôlant 53 personnes souffrant de **dysfonction érectile**. Ils ont reçu pendant un mois soit un placebo, soit du jus de grenade, puis rien pendant 2 semaines, et les deux groupes ont été intervertis. **Avec le jus de grenade, 25 d'entre eux ont enregistré une amélioration de leur fonction érectile**. Cette étude amène les auteurs à prédire en conclusion des résultats supérieurs avec une durée plus longue de consommation du jus de grenade.

Comme le démontre un ensemble d'études, la qualité des jus de grenade varie grandement de par la concentration de fruits, de par le traitement à haute ou basse température ou de par la bioactivation par fermentation.

Les teneurs en polyphénols des jus de grenade ont été comparées. Elles sont extrêmement variables. **L'Élixir de Grenade fermenté utilise près de 100 grenades par litre, ce qui lui permet d'être,** de loin, **le produit le plus riche en polyphénols du marché**. Autre facteur de qualité, la température élevée va polymériser les polyphénols, les transformer en molécules attachées les unes aux autres, de grandes tailles, qui ne sont plus absorbables, comme les tanins. La fabrication de l'Élixir de grenade fermenté et des gélules GranaProsan à basse température et grâce à la lyophilisation, évite ce processus. De plus, **la fermentation les prédigère, les découpant en molécules encore plus petites, encore mieux absorbables.** Par ailleurs, **la fermentation, métabolisant certains polyphénols, les rendent bioactifs alors qu'ils ne se comporteront pas de la sorte sans fermentation.**

Au total, cet **Élixir de Grenade**, le jus de grenade partiellement fermenté et **les gélules GranaProsan** (la poudre lyophilisée de grenade fermentée 100%) **qui contiennent 21 fois plus de polyphénols du fruit que le jus concentré ou 36 fois plus que le jus frais, ont des effets plus de vingt fois supérieurs aux jus non fermentés.**

Pour plus d'informations : www.medicatrix.be (00.32.43.49.03.03 ou 00.33.366.880.234 [prix appel local]).

●●●

PRÉFACE

du professeur Henri Joyeux
Chirurgien – cancérologue de la Faculté
de Médecine de Montpellier, France.

Deux fléaux sociaux que l'on peut combattre et prévenir: les cancers de la prostate et du sein

Le cancer de la prostate devient en France, au même titre que le cancer du sein chez la femme, un véritable fléau social. Près de 50.000 nouveaux cas chaque année et plus de 10.000 morts. Plus de 5% de progression annuelle selon l'Institut de veille sanitaire.

Dans nos consultations de cancérologie, nous recevons de plus en plus de couples atteints, madame au niveau du sein et monsieur au niveau de la prostate.

Elle, est atteinte en général avant lui, si elle a consommé le THS autour de la ménopause (traitement hormonal substitutif) en plus de la pilule qu'elle prend en moyenne au total 11 années dans sa vie de fécondité. Lui est atteint en second, car seules ses mauvaises habitudes alimentaires et respiratoires sont en cause.

Dans le monde, on compte pour le cancer de la prostate 700.000 nouveaux cas et 200.000 décès chaque année.

Pour le sein, les chiffres sont supérieurs puisqu'ils ont dépassé un million de femmes atteintes par an en 2000. On attend 2,4 millions de nouveaux cas en 2010. En 2002, 400.000 femmes dans le monde décédaient du cancer du sein!

Ces fléaux sont explicables. Ils peuvent être facilement neutralisés si toutes les personnes concernées sont correctement informées. C'est le but de ce livre qui en plus vous donne un moyen agréable de prévention.

Il y a 20 ans déjà on savait que ce cancer se développait surtout chez les hommes très âgés. On pensait que c'était une forme de vieillissement naturel de la prostate. Cela reste vrai, malheureusement aujourd'hui ce cancer atteint des hommes de plus en plus jeunes. Nous l'avons diagnostiqué avec un de nos collègues chez un homme de 39 ans!

Pour prévenir, il faut connaître les causes. Elles sont proches de celles du cancer du sein[1] suite aux prises d'hormones pilules et THS en moins.

Chez l'homme, les causes les plus connues sont alimentaires et respiratoires.

- **Les risques alimentaires**: trop de consommation de graisses saturées par les viandes rouges et tout ce qui est charcuterie, mais aussi tous les produits laitiers de vache (beurre, lait, yaourts, fromages, crèmes glacées) dont les consommations ne cessent de croître sous l'effet des pseudo-publicités de santé que délivrent chaque jour les médias audiovisuels. L'enquête menée auprès de plus de 20 000 médecins nords-américains notait que ceux qui consommaient beaucoup de produits laitiers (les 4 directives du plan national de nutrition santé de chez nous) voyaient augmenter de 70% leur risque de déve-

1. Pr Henri Joyeux et Dr Bérengère Arnal, *Comment enrayer l'Épidémie des cancers du sein et les récidives*. Éd. F.-X. de Guibert, 2e édition, 2008.

lopper un cancer de la prostate. Ce sont les facteurs de croissance (IGF, TGF, EGF[2]), présents dans ces laitages à des taux variés, qui sont en partie responsables, car ils ne sont pas détruits comme autrefois par l'ébullition de plus de 5 minutes. La conservation à Ultra Haute Température (UHT = 3 à 4 secondes à 130–140°C) est donc à revoir.

- **Les risques respiratoires**: le tabagisme avec en particulier le Cadmium et les pollutions en tous genres, des véhicules, avions, industries polluantes, incinérateurs... que nous respirons sans le savoir.

Évidemment, dans la mesure du possible, tous ces facteurs de risques devront être au maximum supprimés, ce qui exige au minimum de changer dans le bon sens ses habitudes alimentaires[3].

Pour le diagnostic, ce qui compte, bien plus que la gêne pour uriner, c'est l'évolution du marqueur du cancer de la prostate, le PSA (Prostatic Specific Antigen). Normalement, le taux est inférieur pour la plupart des laboratoires à 4. La différence entre deux taux à 6 mois ou un an d'intervalle doit rendre prudent et doit inciter à choisir une échographie de la prostate par voie naturelle, transanale et transrectale. Un taux qui passerait de 1 à 3 ou de 2 à 4 en une année exige la consultation du spécialiste qui fera un TR (Toucher Rectal qui touche la prostate) afin de rechercher une zone plus ou moins indurée dans le tissu prostatique ou une nette asymétrie entre les deux lobes droit et gauche. Sur cette zone, le spécialiste réalisera sous contrôle échographique

---

2. Schématiquement IgF = Insulin growth Factor, participe à la croissance surtout du système digestif - EgF = Epidermal growth Factor pour la croissance des tissus de recouvrement (peau et autres tissus de recouvrement) – TgF = Transforming growth Factor pour la croissance des systèmes osseux et articulaires.

3. Pr Henri Joyeux, Changez d'Alimentation – *Prévention des maladies de civilisation – Diabète, obésité, cancers et maladies auto-immunes.* Éd. F.-X. de Guibert, 2008.

un prélèvement biopsique pour identifier la présence ou non des cellules cancéreuses dans la prostate. Un scanner ou mieux une IRM permettra de vérifier l'envahissement ou non de la capsule prostatique, une éventuelle atteinte des ganglions autour de la prostate et une scintigraphie osseuse l'intégrité ou non du système osseux.

Pour le traitement, les moyens à notre disposition sont trop nombreux. Le patient doit les connaître afin de ne pas se laisser embarquer dans les traitements les plus lourds qui laissent le plus de séquelles urinaires et sexuelles. Il faut choisir les moyens les moins invasifs, ceux qui vont neutraliser le tissu cancéreux dans la prostate et l'empêcher de se propager. Il faut éviter au maximum la chirurgie qui enlève la prostate mais qui en plus détruit très souvent les nerfs de la puissance sexuelle et, empêche ainsi, dans au moins 30% des cas, une évacuation urinaire volontaire pendant plusieurs mois.

Dire que l'irradiation empêche en cas de récidives l'ablation de la prostate est faux, car la chirurgie prostatique n'est pas nécessaire. Ni au début où il est possible de guérir définitivement par la radiothérapie seule : si en outre, on supprime définitivement les facteurs de risque, ni en cas de récidives. La plupart des récidives sont d'ailleurs observées après la chirurgie, mais beaucoup de chirurgiens se gardent de le préciser avant d'opérer. La radiothérapie «en second choix» risque alors d'être insuffisante. On est obligé dans ces cas pour empêcher la diffusion, d'associer face à la récidive des traitements anti-hormonaux qui bloquent les sécrétions testiculaires de Testostérone et qui rendent définitivement impuissants.

Le traitement fiable que nous conseillons, car il a fait ses preuves, est donc la radiothérapie externe, le champ d'irradiation étant parfaitement et rigoureusement centré sur la glande prostatique. Les scanners qui permettent de reconstruire en 3 dimensions permettent de visualiser toute la région prostatique et de cibler précisément le rayonnement vers la zone à irradier.

Pour guérir et prévenir les récidives le traitement local ne suffit pas.

Il faut stimuler les défenses immunitaires de tout l'organisme. C'est là que se placent tout l'intérêt des compléments alimentaires, et en particulier, de l'Élixir de grenade. Ce livre vous donne toutes les preuves scientifiques actuelles.

Nous prescrivons l'Élixir de Grenade largement et avons déjà observé de bons résultats: stabilisation du taux de PSA et même régression chez les hommes les plus âgés qui refusent les traitements agressifs.

Nous n'avons pas de statistiques, mais au cas par cas nous vérifions l'efficacité avec la prescription suivante quelque soit l'âge du patient: 2 c. à soupe de l'Élixir de Grenade de 10 ml 3 fois par jour pendant un à deux mois pour stabiliser le taux de PSA, un mois de plus pour le réduire et après ces 2 mois, entretien 1 cuillerée (10 ml) 2 fois par jour au moins, 15 jours par mois ou un jour sur deux.

Face aux récidives, pas d'affolement, nous avons des moyens de neutraliser la maladie, de la mettre en sommeil avec les traitements anti-hormonaux et l'irradiation centrée sur les zones douloureuses, en particulier, en cas de métastases osseuses uniques ou multiples. Une chimiothérapie peut être nécessaire en cas de résistances aux traitements précédents, mais elle est encore peu efficace et lourde à supporter.

Comment agit l'Élixir de Grenade?

Chez l'humain, les réponses sont basées sur l'expérience empirique ainsi que sur des preuves scientifiques dans des études randomisées (qui consistent à réaliser 2 groupes de malades comparables, tirés au sort, l'un consommant l'Élixir et l'autre un placebo). Si je devais choisir, je demanderais au sort de me mettre dans le groupe Élixir!

Les résultats favorables sont directement dépendants des molécules présentes dans l'Élixir, en particulier les polyphénols et anthocyanines, qui ont une capacité anti-oxydante plus de 20 fois supérieures aux jus de grenade vendus dans les supermarchés, 50 fois plus que du bon vin rouge et 70 fois plus que le thé vert.

Le rôle des anti-oxydants est de lutter contre le vieillissement des cellules et leurs transformations cancéreuses et même d'éviter qu'elles se propagent. Chaque organisme possède des réserves anti-oxydantes qui nous protègent. Notez que dans toutes les maladies chroniques, elles s'épuisent selon la gravité de la maladie, sa durée et aussi selon l'agressivité des traitements contre le cancer: radiothérapie, anti-hormonothérapie, chimiothérapie et chirurgie quand elle n'a pas pu être évitée…

Les anti-oxydants sont aussi un bon moyen, en plus du changement des habitudes alimentaires, pour réduire le taux de mauvais cholestérol, le LDL.

Toute tumeur cancéreuse se comporte comme un voleur, elle vole à l'organisme le meilleur (ses bonnes réserves) et le pire (tous les produits en excès).

In vitro, l'Élixir de Grenade réduirait dans une forte concentration de cellules cancéreuses leur prolifération de plus de

50% et permettrait même de redonner aux cellules cancéreuses leur capacité à finir leur vie normalement, c'est-à-dire à retrouver leur apoptose (mort naturelle).

Ainsi, l'Élixir est un porteur de bon et de bien chez les malades à risque de cancer, qu'il s'agisse des atteintes prostatiques chez l'homme, des atteintes mammaires chez la femme, ou de toutes autres localisations cancéreuses : colon, foie, cerveau, lymphomes et toutes les leucémies.

À cela, il faut ajouter les probables actions de protection contre le vieillissement que nous craignons tous avec la maladie d'Alzheimer et toutes les maladies auto-immunes qui peuvent toucher les systèmes cardiovasculaires, digestifs, glandulaires, ostéo-articulaires, nerveux, cutanés… et la maladie la plus grave de réduction d'immunité, le Sida.

L'Élixir de grenade était en filigrane présent dans les « Biblic Menus » aux origines de l'humanité. La médecine moderne revient à ses racines. Une économie pour la sécurité sociale qui verra ainsi ses budgets se réduire au profit de la recherche, de l'éducation et de la prévention.

●●●

Henri JOYEUX,

Chirurgien – cancérologue

de la Faculté de Médecine de Montpellier, France.

INTRODUCTION

La grenade, dont l'utilisation médicale relève d'une tradition millénaire et dont les propriétés sont confirmées aujourd'hui par la science, est de plus en plus appréciée. Elle est devenue le fruit santé le plus recherché. Ce n'est pas sans raison objective et loin d'être une mode : ces dernières années, plus de 250 études scientifiques ont démontré que les substances protectrices de la grenade, dont des polyphénols spécifiques, peuvent protéger contre le stress oxydatif, les maladies cardio-vasculaires, le diabète, l'impuissance, la démence, les réactions inflammatoires virulentes, certaines infections virales et même, le cancer.

Le jus de grenade apparaît non seulement avoir des actions préventives, mais aussi cothérapeuthiques. Il a amélioré l'irrigation sanguine du muscle cardiaque chez les patients atteints de maladies cardiaques coronariennes. Il peut atténuer les ulcères de l'estomac, les processus inflammatoires et les douleurs articulaires en cas d'arthrose, aider à combattre les problèmes d'érection qui apparaissent avec le diabète ou avec l'âge. Le *Medical Tribune*, célèbre journal médical, résume cela en une phrase simple mais un peu crue : « La grenade protège le cœur et active le pénis ».

Les résultats positifs d'études cliniques portant sur des patients souffrant d'un cancer de la prostate, le cancer le plus fréquent chez l'homme, ont amené de nombreux médecins à prescrire le jus de grenade en prévention ou en complément de traitement de l'adénome de la prostate ou de cancer . Cette étude de phase III à laquelle participe le National Cancer Institute (USA) se poursuit sur 250 patients. D'autres études indiquent que la grenade pourrait aussi jouer un rôle dans la lutte contre d'autres cancers comme ceux du sein, des poumons, de l'intestin, de la peau.

Pourquoi la grenade s'avère-t-elle si intéressante pour la santé ? Il s'avère qu'elle contient des quantités exceptionnellement élevées de polyphénols, des principes actifs puissamment antioxydants, anti-inflammatoires, mais aussi capables de moduler des récepteurs hormonaux, des signaux qui s'adressent aux gènes et des enzymes, responsables de toutes les opérations biochimiques qui nous permettent de fonctionner.

Elle contient des polyphénols spécifiques comme la punicalagine.

Je vous propose donc un passionnant petit voyage à travers l'histoire de l'intérêt pluri-millénaire des tradipraticiens pour cet aliment-médicament et à travers les études modernes qui ont permis de mieux connaître ce dont il est capable et les mécanismes qui permettent d'expliquer ses pouvoirs préventifs et co-thérapeutiques.

●●●

PARTIE 1

MIEUX COMPRENDRE LES BÉNÉFICES DU JUS DE GRENADE FERMENTÉ

On sait depuis des millénaires que la grenade est un élixir de vie et un aphrodisiaque, mais la recherche scientifique ne s'y est vraiment intéressée que récemment.

Fruit thérapeutique depuis des millénaires

La grenade, connue aussi sous le nom de « pomme du Paradis » en vieil allemand, est un des plus vieux fruits de l'humanité lié à la culture et à la médecine. En Orient, elle symbolise depuis toujours l'immortalité et la sensualité. Elle est originaire des régions himalayennes et de la Perse, ancien espace culturel où elle est cultivée depuis des millénaires.

Chez nous, elle est de plus en plus appréciée après avoir été reléguée pendant des dizaines d'années à l'étal des fruits exotiques. Il est vrai que son goût exotique et parfumé séduit, mais il est aussi vrai qu'elle est difficile à consommer. Aux USA, son jus exotique et parfumé est considéré comme LA boisson santé de la première décennie du XXIe siècle.

Partout où elle était cultivée, la grenade fut un des outils de la médecine traditionnelle. Dans la médecine populaire, toutes ses parties, fruits, racines, écorce, pépins sont utilisées pour traiter maladies, infections, blessures et inflammations. Dans la tradition de la médecine ayurvédique, elle est appréciée pour son effet anti-inflammatoire (= anti-Pitta). Son jus est considéré comme boisson rafraîchissante et comme tonique pour le système circulatoire, il a un effet astringent rafraîchissant et favorise l'irrigation sanguine.

L'écorce du fruit est utilisée par de nombreux peuples contre la diarrhée, les ulcères, la parodontose, les stomatites et les pharyngites. L'écorce et les racines de l'arbre et en partie aussi l'écorce du fruit, furent utilisées contre les parasites intestinaux, en particulier contre le ténia et la dysenterie amibienne. Les fleurs de grenade étaient utilisées en Perse pour le traitement du diabète gras. L'efficacité de ces utilisations est aujourd'hui scientifiquement démontrée, mais une imitation servile des remèdes traditionnels n'est pas toujours à conseiller (l'écorce de l'arbre et la racine sont aussi toxiques).

La grenade – un « fruit du paradis »

La grenade – ce mot évoque le paradis et la séduction, les parfums orientaux et les arômes exotiques. Plusieurs historiens voient dans le grenadier l'« arbre de vie », dont on dit qu'il donnait l'immortalité dans le jardin d'Eden. La grenade joue un grand rôle dans l'Ancien Testament, elle y est le symbole de la générosité de la nature. En Orient, le mot « grenade » signifie littéralement « fruit du paradis ».

Ses fleurs magnifiques sont considérées comme le symbole de l'amour, ses fruits rebondis au parfum exotique et à la pulpe rouge incarne la sensualité, la fertilité et la force vitale. Aredivi Sura Anahita, déesse iranienne de l'eau et de la fertilité, est représentée avec une fleur de grenade sur la poitrine. Les grenades sont aussi une des nourritures préférées des dieux grecs. On dit que c'est Aphrodite qui a planté le premier grenadier à Chypre offrant ainsi à l'Homme, l'arbre de vie. Aphrodite ne symbolise pas seulement la beauté et le printemps, mais elle est aussi la déesse de l'amour. À Rome, la grenade, tenue en main par Junon, était le symbole du mariage. Ce fruit fut considéré comme symbole de l'amour, du mariage et de la fertilité de par ses fleurs rouge feu.

Dans le langage métaphorique du Cantique des Cantiques de Salomon, le précieux jus rouge de la grenade est présenté comme le nectar des amants, le parfum de ses nombreuses fleurs incarne l'éveil du printemps. Les amants se donnent rendez-vous dans un bois de grenadiers. La grenade passe pour le symbole de l'amour mystique divin.

La grenade aurait déjà joué un rôle important dans la tradition biblique. Plus d'un historien considèrent ce fruit comme le fruit de l'arbre de vie du Paradis, cette fameuse pomme qu'Adam a croquée.

Dans le christianisme, la grenade est le symbole de la pureté et de la virginité de Marie. À partir du Moyen Âge, elle devient l'insigne du Reich, symbole de la vertu du souverain ; elle décore aussi les armoiries des corporations médicales dans toute l'Europe.

Au Moyen Âge, elle a acquis la réputation de prolonger la vie comme le ferait un élixir de jeunesse. Dans l'alchimie chinoise traditionnelle, son jus rougeâtre représentait l'« âme concentrée » et apportait longévité.

Qu'y a-t-il donc dans la grenade ?

Composants particuliers et biodisponibilité, l'effet Totum

Parmi les substances végétales secondaires de la grenade, on trouve les acides organiques (surtout de l'acide citrique) et un taux très élevé de polyphénols glucoconjugués. Parmi les polyphénols de la grenade, on compte les acides carbo-phénoliques (acide ellagique, acide gallique, acide caféïque, acide chlorogénique), les ellagitanines (comme la punicalagine) et des flavonoïdes (comme la catéchine, la quercétine, le camphre, la lutéoline et 6 types d'anthocyanes). Dans le fruit comme dans le jus, les polyphénols présents sont liés essentiellement à des molécules de sucre. Pour être résorbés correctement par notre intestin et pouvoir déployer leurs effets santé, ces liaisons glucosidiques doivent être scindées et les molécules complexes liées au sucre décomposées, dégradées en plus petites molécules. Les ellagitanines quantitativement très importantes dans la grenade (molécules complexes d'acide ellagique et de glucose polymèrisés) doivent d'abord être déstructurées par des enzymes. Ce qui importera alors surtout pour bénéficier des effets santé du fruit, ce sera la qualité des processus de fermentation de la flore intestinale (Cerda et al., 2004, Cerda et al., 2005). Des études cliniques ainsi que des études sur la biodisponibilité ont démontré des grandes différences de capacité de résorption d'un individu à l'autre. Apparemment, chaque individu ne peut pas profiter de la même manière des effets bénéfiques de la grenade, car la qualité individuelle de la flore intestinale détermine quelle quantité de substances actives pourra être finalement libérée dans l'intestin par la fermentation, donc métabolisée et assimilée dans le sang.

Les effets bénéfiques de la grenade sur la santé reposent avant tout sur le jeu d'ensemble des synergies naturelles de ses composants, en particulier, des polyphénols de la pulpe du fruit en concentration suffisamment élevée, un effet Totum auquel a donné la priorité le Docteur Ludwig Manfred Jacob dans l'élaboration de son produit.

L'important : la qualité des produits de la grenade

Ce qui importe pour notre santé, c'est la forme sous laquelle nous prenons la grenade, la biodisponibilité de sa structure moléculaire et sa teneur réelle en polyphénols. Sous forme de sirop de grenadine, cela nous permettra de réaliser de sympathiques cocktails, agrémentera notre boisson, mais n'en fera pas pour autant un produit intéressant pour notre santé.

Il faut aussi bien connaître un problème récurrent dans le cas des jus de grenade proposé sur le marché, le frelatage (mélange avec d'autres jus de fruits) : une grande partie des boissons soi-disant fabriquées à partir de 100% de jus de grenade, mention pourtant reprise sur l'étiquette, contiennent des ajouts de sucres, de colorants ainsi que pour des raisons économiques, – car la grenade est un des fruits les plus coûteux sur le marché –, d'autres jus de fruits de qualité polyphénolique inférieure. Cela diminue ainsi les coûts de production et augmente les marges du fabricant ! Même dans le cas de jus véritables, les concentrations en substances actives sont très différentes en fonction des procédés de fabrication. Il faut donc contrôler ce que l'on achète avec vigilance.

Beaucoup de jus de grenade ont trop bon goût (un goût sucré). Boire du jus de grenade n'est pas à proprement parler aussi agréable que boire un autre jus car, si c'est un vrai jus 100% grenade, son goût astringent sera normalement très marqué ; c'est une des raisons qui ne l'a pas rendu très populaire chez nous courant deuxième moitié du XXe siècle. Sachez que si votre jus de grenade a un goût agréablement sucré, il sera utile de vous poser des questions… et de changer de marque. Ce sera aussi le cas si l'astringence est telle qu'il en est réellement insupportable.

Les « trucs » pour reconnaître un vrai jus de grenade sont les suivants : il est souvent trouble, d'une robe, si le jus n'est pas fermenté, virant au rosé/fuschia mais certainement pas rouge grenat virant au noir, d'un goût aromatique fruité amer/astringent qui vous laissera la bouche comme sèche, sans réellement vous donner l'impression de vous désaltérer, une absence de sensation sucrée, une impression d'assèchement des muqueuses du palais dès le jus avalé, sont toutes des caractéristiques importantes pour orienter le consommateur dans son choix pour une recherche d'un produit de qualité. Enfin, si le jus est fermenté, sa robe sera plutôt rouge brun foncé et son goût astringent renforcé.

Pour beaucoup de jus de grenade, il faut aussi révéler un autre problème : souvent, ils contiennent peu de substances actives (polyphénols), car ils sont souvent filtrés en production avec de la gélatine de bœuf ou de poisson, qui réduit l'astringence, mais réduit aussi fortement le contenu en polyphénols qui se lient aux protéines animales.

Dans les soi-disant jus purs, composés de pépins finement moulus, il manquera ces polyphénols déterminants de l'efficacité santé.

L'autre extrême, ce sont les jus trop astringents, presque imbuvables, parce que les polyphénols de grenade proviennent alors essentiellement de l'écorce du fruit.

L'analyse la plus large sur les produits grenade vendus pour la consommation a été réalisée et publiée en Allemagne par Fischer-Zorn et Ara en 2007 dans la revue Flüssiges Obst (*Granatapfelsaft-Chemische Zusammensetzung und mögliche verfälschungen, Flussiges Obts 08:386-393,2007*). Elle donne des résultats qui sont des réelles mises en gardes impressionnantes pour le consommateur : la teneur en substances actives (=polyphénols) variait pour les jus frais entre 904 et 2067 mg/l (moyenne 1409 mg/l). Les jus fabriqués à partir de concentrés présentaient en moyenne une teneur plus élevée en antioxydants (moyenne 2288 mg/l), toutefois, dans ce cas-ci aussi la teneur en polyphénols variait de 897 à 4265 mg/l. Le risque d'acheter un jus pauvre en substances actives est donc élevé.

Dans le cas de produits grenade présentés en gélules, et composés d'extraits de grenade, les polyphénols sont alors souvent présents sous une forme fortement polymérisée, oxydée et peu biodisponible en raison d'un séchage réalisé à haute température. Il faut donc impérativement donner la préférence à des procédés de séchage plus « doux » (séchage à froid, lyophilisation).

Pour beaucoup d'extraits en gélules, les données renseignant leurs teneurs polyphénols ne sont pas correctes et la posologie proposée trop faible. Dans les extraits de grenade standardisés à 40% d'acide ellagique, l'acide ellagique qui est ajouté (Lansky, 2006) provient surtout d'extraits d'acide ellagique importés de Chine extraits du bois.

Les polyphénols de grenade fermentée sont les plus biodisponibles et bioactifs

Depuis des millénaires, des processus de fermentation sont utilisés pour améliorer la qualité des aliments, comme le pain et la bière. L'un des intérêts majeurs de la fermentation découverts par les études modernes est que la fermentation augmente à la fois l'absorption et l'activité des polyphénols. Ainsi, le vin rouge s'avère beaucoup plus actif que le jus de raisin, la choucroute (contre le cancer du colon) que le chou, le soja sous forme de miso.

Dans les fermentations enzymatiques par procédé bioactif développées par le docteur en médecine L. M. Jacob (Allemagne), des microorganismes probiotiques spécialement choisis agissent sur les polyphénols de grenade avec leur spectre d'enzymes naturels, les libèrent de leurs associations glucoconjuguées, ce qui les rend plus petites et plus faciles à absorber et les activent.

Cette méthode originale reproduit de cette façon le processus de dégradation naturelle qui a lieu dans notre gros intestin. Les polyphénols du jus de grenade sont ainsi proposés lors de leur ingestion directement à l'intestin sous une forme pratiquement pré-digérée. En effet, les micro-organismes probiotiques peuvent compenser en partie le manque de performances du métabolisme de notre flore intestinale en décomposant les polyphénols de grenade difficilement résorbables en substances biodisponibles, et ainsi, nettement plus bioactives. Ces microorganismes décomposent en outre presque complètement le sucre du fruit – un plus pour les diabétiques. Les concentrés 100% fermentés de grenade de Dr. Jacob's® présentent une valeur glucidique nulle.

L'Élixir de grenade est obtenu par combinaison du jus de grenade concentré et de la pulpe du fruit renfermant des polyphénols de jus de grenade fermentés par procédé bioactif pour obtenir un concentré fermenté, très riche en polyphénols. Grâce à ce procédé de production unique, une cuillerée à soupe (10 ml) de cet Élixir de grenade a les effets antioxydants d'environ 1 litre de vin rouge ou 0,7 litre de thé vert et la teneur en antioxydants (teneur polyphénols) d'à peu près un verre de jus de grenade frais (+/- 0,25l).

Le jus de grenade fermenté à 100% a un goût si prononcé que certains ont du mal à l'avaler pur. Il faut le diluer dans de l'eau ou l'utiliser comme ingrédient d'un cocktail ou d'un dessert (se rapporter aux recettes proposées par le Dr Rose Razafimbelo). Si l'Élixir n'est pas à votre goût, les polyphénols de jus de grenade 100% fermentés sont disponibles sous forme de poudre lyophilisée, en gélules : le GranaCor ou le GranaProsan.

Explication des analyses de contrôle effectuées en laboratoire

Il existe diverses manières d'évaluer la qualité d'un jus de grenade ; les méthodes les plus prisées sont les suivantes :

- l'analyse des teneurs polyphénols totaux selon la **méthode Folin-Ciocalteu** comme équivalent d'acide gallique (méthode comparable à celle employée pour les jus de fruits étasuniens) permet d'évaluer l'Élixir de grenade de Dr. Jacob's® à 23.211 mg/kg ou 30.198 mg/l et le jus étasunien de référence (Gil et al., 2000)à 2.566 mg/l. Dans la plupart des études cliniques aux USA, on a utilisé comme prise quotidienne de référence un verre de jus de grenade contenant 570 mg de polyphénols (mesuré selon la méthode Folin-Ciocalteu comme équivalent d'acide gallique),
- l'analyse **TEAC** vérifie la capacité antioxydante : 376 mmol/kg ou 489 mmol/l. En comparaison, le TEAC du vin rouge et du thé vert est respectivement de 6 et 8 mmol/l (Gil et al., 2000),
- **l'empreinte anthocyane** est le marqueur pour l'ajout de fruits colorants,

- l'analyse de la **présence de Sorbitol** qui est un marqueur central pour détecter l'utilisation soit de grenades pourries ou l'ajout d'autres fruits (par ex. pomme, poire, betteraves). Pour l'Élixir de Grenade de Dr. Jacob's®, on utilise que les meilleurs fruits. Même avec les méthodes les plus pointues, on ne peut déceler aucune trace de sorbitol dans l'Élixir à forte concentration.

En résumé, l'analyse des polyphénols totaux selon Folin-Ciocalteu comme équivalent catéchine (méthode comparable à celle employée dans la plus grande analyse publiée par Fischer-Zorn, Ara, 2007), donne ceci :

1 Moyenne pour les jus de grenades frais : 1.409 mg/l (Fischer-Zorn, Ara, 2007).

2 Moyenne pour les jus de grenade fabriqués à partir de concentré : 2.288 mg/l (Fischer-Zorn, Ara, 2007).

3 Élixir de grenade de Dr. Jacob's® : 40.800 mg/l (SGS Institut Fresenius 08.03.2010).

La grenade pour ralentir le vieillissement

Le vieillissement lui-même et les maladies dégénératives dont la fréquence augmente avec l'âge sont les conséquences d'une corrosion dûe aux radicaux libres, aux déchets produits par la combustion au feu de l'oxygène des calories lors de la production d'énergie dans nos cellules. Ces dégâts touchent les graisses des membranes cellulaires, les protéines, et surtout, les gènes qui contiennent l'information nécessaire à notre fonctionnement et à la maintenance de nos organes. Ils sont aussi la cause principale de l'apparition de l'athérosclérose, du rhumatisme, du diabète, des allergies, de la maladie de Parkinson, de la sclérose en plaques, de la maladie d'Alzheimer, des problèmes de cataracte, de la faiblesse immunitaire, de l'hypertension. Les radicaux libres sont des molécules qui possèdent un ou plusieurs électrons non appariés (libres). Ces électrons solitaires essaient de se rééquilibrer en se débarrassant de leur électron surnuméraire ou en arrachant un électron à d'autres molécules. Ceci suscite une réaction en chaîne au cours de laquelle toujours plus de structures vitales sont endommagées. Les radicaux libres sont causés par le tabagisme, les polluants (pesticides, benzopyrène, métaux lourds…), l'excès de rayons UV, mais ils sont aussi des résidus inévitables qui se forment dans notre corps pendant la respiration cellulaire. Le stress les amplifient. De la même manière que des processus d'oxydation font rancir le beurre et font rouiller le fer, ils endommagent nos tissus et détruisent de plus en plus de cellules (peau, muscles, os, cerveau…) avec l'âge. L'inflammation est aussi une source supplémentaire de dérivés oxydatifs et corrosifs. Les défenses immunitaires utilisent aussi des radicaux libres d'oxygène pour lutter contre les agents pathogènes. Un milieu acide favorise leur apparition. Des éléments psychologiques comme la gestion du stress et les soucis quotidiens jouent un rôle important.

Le jus de grenade s'avère posséder des capacités antioxydantes plus puissantes que le vin rouge, le thé vert, le jus de canneberge, de myrtille, de noni ou d'orange. L'effet antioxydant direct des polyphénols de grenade provient de ce qu'ils capturent les radicaux libres et réagissent avec eux pour former des liaisons inoffensives.

Cet effet est contrôlable en laboratoire grâce au test TEAC. Des jus de grenade étasuniens de qualité ont une capacité antioxydante 3 à 4 fois supérieure (20 mmol/l au test TEAC) à celle du vin rouge ou du thé vert (respectivement 6-8 mmol/l) (Gil et al., 2000). Un élixir de grenade spécial obtenu à partir d'un jus de grenade partiellement fermenté par procédé bioactif travaillé à partir d'un concentré sous vide de jus et de pulpe de fruit affiche une puissance antioxydante (environ 450 mmol/l Test TEAC) 21 fois supérieure à celle des jus de grenade et 70 fois supérieure à celle de vin rouge ou de thé vert de qualité. Ce litre d'Élixir, ce Totum fermenté, contient plus ou moins 30.000 mg/l d'antioxydants (polyphénols) soit 21 fois plus que les jus frais (moyenne 1409 mg/l).

Les substances particulières très actives qui composent la grenade agissent comme régulateurs de la cellule (Jacob, 2008) et activent ainsi les systèmes de protection antioxydants du corps. En ce qui concerne ces systèmes de protection de notre corps, il s'agit par exemple d'enzymes comme le glutathion péroxydase ou la parooxonase, de signaux cellulaires et de la régulation de certains gènes qui sont responsables de la détoxication des radicaux libres. Cet effet indirect peut être mesuré chez l'homme en déterminant le statut antioxydant total (SAT).

D'après le très réputé *American Journal of Clinical Nutrition*, la protection antioxydante chez l'homme s'améliore déjà de 9% après une cure d'une semaine de consommation journalière de 250 ml de jus de grenade (Aviram et al., 2000).

Une autre étude a montré une augmentation du statut antioxydant total (SAT) dans le sang de 130% après une cure d'un an d'une consommation journalière d'un verre de jus de grenade (Aviram et al., 2004).

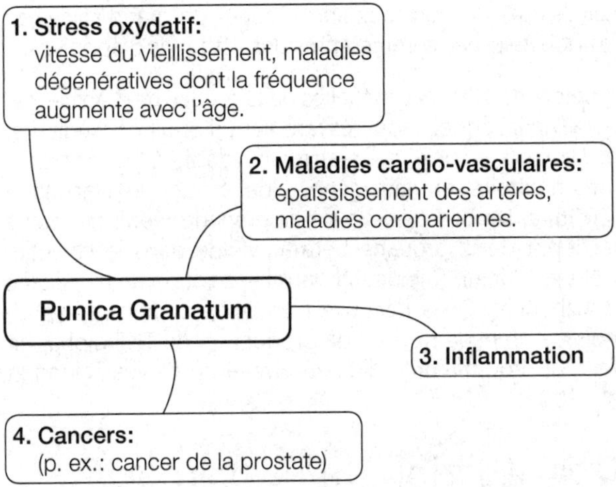

Protection antioxydante pour le cerveau et le système nerveux

Outre l'effet sur le cœur, le système circulatoire et la qualité de la paroi artérielle, effet démontré dans nombre d'études cliniques, la grenade développe une capacité protectrice antioxydante sur le cerveau et le système nerveux. L'état actuel des données laisse entrevoir un potentiel prometteur dans le domaine de la prévention des attaques d'apoplexie, du Parkinson, de l'Alzheimer et de la sclérose en plaques. Dans une étude *in vivo* de Loren et alii de 2005, l'incidence de lésions cérébrales chez le nouveau-né dues au manque d'oxygène pendant l'accouchement a été réduite de 60% par rapport au groupe contrôle par une consommation régulière de jus de grenade. Les lésions cérébrales dues à un manque d'oxygène qui apparaissent suite à des dégâts causés aux cellules par des radicaux libres jouent un grand rôle chez les nouveau-nés comme après des attaques d'apoplexie.

Selon les avancées actuelles de la médecine, l'Alzheimer et le Parkinson sont soit très rarement d'origine héréditaire, et toujours associés à un stress oxydatif et un processus inflammatoire ou iatrogène. Une étude de Hartmann (2006) a démontré que le jus de grenade réduit de moitié le dépôt de la protéine bêta-amyloide dans le cerveau. Celle-ci joue un rôle décisif dans l'apparition de la maladie d'Alzheimer. On a découvert en outre que les polyphénols de grenade inhibent la production de TNF-alpha, un facteur pro-inflammatoire, au niveau du cerveau (Jung et al., 2006).

Protection de l'estomac et du foie

Évidemment, d'autres organes peuvent aussi profiter de l'effet protecteur antioxydant des polyphénols de grenade : ainsi, on a constaté d'importants effets protecteurs antioxydants sur la muqueuse de l'estomac contre les excès d'alcool et de l'acide acétylsalicylique (Ajaikumar et al., 2005) ainsi que sur le foie (Kaur et al., Toklu et al., 2007). Ces effets peuvent protéger le foie contre les conséquences d'inflammations et de séquelles dues, entre autres, à l'alcool, l'accumulation de fer, des toxiques ou une infection virale chronique qui entraînent d'abord une cirrhose, puis des cancers.

La Grenade : véritable anti-inflammatoire naturel

« L'inflammation », explique Bernhard Böhm, chercheur en diabétologie à la clinique universitaire d'Ulm (Allemagne), « joue un rôle si prépondérant dans notre organisme, qu'on peut la définir comme une espèce de formule métabolique universelle». L'inflammation aiguë est une réponse immunitaire vitale. Elle sert à détruire les agents pathogènes et à guérir les blessures. Cependant, quand le processus inflammatoire devient chronique et déraille, cela peut provoquer un infarctus, un cancer, du diabète, la maladie d'Alzheimer et de nombreuses autres maladies auto-immunes.

Le stress oxydatif et les processus inflammatoires sont très liés entre eux: chaque inflammation amène du stress oxydatif, car les défenses immunitaires utilisent des radicaux libres d'oxygène et d'azote nocifs pour la cellule. À long cours, cela a pour conséquence l'épuisement des antioxydants. Ces réserves naturelles importantes pour nous, sont épuisées. Toutefois, elles sont particulièrement nécessaires à la protection de la cellule et au gain d'énergie à l'intérieur de nos mitochondries (poumons cellulaires).

La grenade était déjà célébrée pour ses propriétés anti-inflammatoires dans l'Ayurvéda, médecine naturelle traditionnelle de l'Inde. **Les polyphénols de grenade combattent le stress oxydatif par le renforcement des systèmes de protection du corps. En outre, ils influencent directement le processus inflammatoire par la modulation des substances pro-inflammatoires.** Ceci se fait via l'inhibition d'enzymes pro-inflammatoires (COX-2) et de protéines (par ex. : NF-kappaB, TNF-alpha).

Le NF-kappaB (nuclear factor kappa-B) est une protéine inflammatoire responsable dans une grande mesure des processus inflammatoires, des maladies auto-immunes, de l'apparition et du développement de cancers. Elle est activée, entre autres, par le stress, le tabagisme et les radicaux libres. Elle régule la formation de presque 400 gènes différents, comme les enzymes pro-inflammatoires (par ex. COX-2, 5-LOX et iNOS), les cytokines (TNF-alpha, IL-1,

IL-6, IL-8) et beaucoup d'autres substances pro-inflammatoires et pro-cancérigènes.

L'effet anti-inflammatoire du jus de grenade et notamment des polyphénols de grenade fermentés par procédé bio-actif, s'explique d'une part par l'inhibition importante de l'activation du NF-kappa-B qui a été démontrée dans 9 études (Khan et al., 2007-a et b, Syed et al., 2006 ; Huang et al., 2005 ; Ahmed et al., 2005 ; Afaq et al., 2005a et b ; Schubert et al., 1999 et 2002). D'autre part, les polyphénols de grenade exercent une action anti-inflammatoire sur le métabolisme des eicosanoïdes via différents mécanismes.

Les eicosanoïdes se forment à partir d'acides gras sous l'effet de nombreux enzymes et jouent un rôle décisif dans le processus inflammatoire et dans l'apparition de cancers. Dans ce cas, les enzymes clés sont la cyclooxygénase (COX) et la lipoxygénase (LOX). L'ingestion d'acides gras lors de la consommation de nourriture influe sur le métabolisme des eicosanoïdes, c'est ainsi que se forment dans le corps à partir d'acides gras oméga-6 (par ex. huile de chardon et de tournesol) des eicosanoïdes pro-inflammatoires tandis que les acides gras oméga-3 (huile de lin, huile de colza et poisson d'eau froide) induisent une réaction anti-inflammatoire.

On a constaté une inhibition de l'émission du COX-2 par des polyphénols de grenade fermentés, par exemple en cas de cancer du gros intestin (Adams et al., 2006) ainsi que des cellules du cancer de la prostate au stade hormono-réfractaire (Schubert et al., 1999). Les inhibiteurs traditionnels de la COX, comme les antiphlogistiques non stéroïdiens (par exemple : ANS, diclofenac, Ibuprofen®), freinent la production de la prostacycline, hormone vaso-dilatatrice. C'est pourquoi, ils ont des effets secondaires indésirables sur le cœur et les vaisseaux sanguins. Par contre, le jus de grenade favorise la production de la prostacycline protectrice (PGI2) qui participe entre autre à améliorer l'irrigation sanguine dans les vaisseaux sanguins des artères principales, (Polagruto et al., 2003).

Les polyphénols de grenade inhibent la plupart des voies menant aux processus inflammatoires.

La protection des articulations

Des études pré-cliniques actuelles montrent que les polyphénols de grenade peuvent combattre la dégénérescence inflammatoire du tissu cartilagineux, en particulier dans le cas de polyarthrite rhumatoïde (Ahmed et al., 2005 ; Shukla et al., 2008 a et b).

Dans le cas de polyarthrite rhumatoïde, le tissu cartilagineux des articulations est endommagé et détruit par des processus inflammatoires. On a démontré ici que les polyphénols de jus de grenade lyophilisés inhibent la formation des protéines inflammatoires (par ex. COX2, MAP kinases, TNF-alpha) et la distribution de substances pro-inflammatoires (interleukine-6, prostaglandine E2) et protègent ainsi le cartilage. **Les polyphénols de grenade ont pu atténuer nettement le déclenchement et la gravité de la crise inflammatoire** . La dégénérescence des os et des cartilages était plus faible que dans le groupe contrôle. En outre, les polyphénols de jus de grenade lyophilisés influent sur l'inflammation du cartilage, via encore d'autres mécanismes (Ahmed et al., 2005). Les polyphénols freinent la formation des métalloprotéases qui sont en grande partie co-responsables de la destruction du cartilage. Ces résultats pourraient signifier un gain de mobilité et de qualité de vie pour les patients atteints de ces maladies rhumatologiques.

Mais de façon beaucoup plus banale, la capacité des polyphénols de grenade de se concentrer dans les cartilages, de bloquer le fer catalyseur de leur destruction, les rend précieux dans la prévention et le co-traitement de l'arthrose.

Effets antimicrobiens

Une étude actuelle (Haidiri et al., 2009) montre que les polyphénols de grenade inhibent le virus de la grippe Influenza-A (administration locale dans l'espace bucco-pharyngien) et sa multiplication ; ils renforcent l'efficacité d'un traitement à l'oseltamivir (Tamiflu®). Les polyphénols de grenade ont aussi des effets antimicrobiens intéressants contre les virus HIV-1 (Neurath et al., 2004 et 2005), contre les plasmides de la malaria, contre certaines bactéries (Reddy et al., 2007), contre les bactéries gram-positives et négatives comme la corynebactérie, les staphylocoques, les streptocoques, le bacille subtilis, les shigelles, salmonelles, le vibrion du choléra et l'escherichia coli (Naz et al., 2007). On pourrait s'attendre aussi à un effet contre l'hélicobactère pylori, déclencheur très répandu de la gastrite B et cause parmi d'autres, des cancers de l'estomac.

La grenade pour le coeur et les vaisseaux

Les maladies cardio-vasculaires peuvent réduire prématurément la qualité de vie et représentent la cause de décès la plus fréquente. Le cœur réalise à chaque instant un énorme travail en maintenant continuellement sous pression un réseau de conduites sanguines kilométriques. Les vaisseaux sanguins sont des « tuyaux élastiques » à travers lesquels le sang, l'oxygène et les aliments sont transportés vers les différents organes – 7000 l de liquides circulent quotidiennement dans notre corps. Le cœur bat 60 à 80 fois par minute, 3 milliards de fois au cours d'une vie d'une durée moyenne de 70 ans.

La cause des maladies vasculaires est l'athérosclérose[1]. Tout qui a déjà observé un lumen vasculaire modifié par l'artériosclérose comprend pourquoi le chirurgien parle d'une « aorte corallienne ». On ne peut que penser à l'état d'une vieille canalisation d'eau où le calcaire et la rouille rétrécissent le tuyau. La rouille est la conséquence de processus d'oxydation. Ce sont eux aussi qui sont responsables du dépôt de cholestérol LDL sur la paroi des vaisseaux.

La maladie coronarienne est causée par le rétrécissement des vaisseaux coronariens qui fournissent le sang, l'oxygène et les aliments au cœur. Finalement, l'athérosclérose entraîne une sténose totale des vaisseaux sanguins, c'est-à-dire qu'elle mène à l'infarctus, l'attaque d'apoplexie ou la nécrose des extrémités du corps.

Ainsi, il s'agit donc de veiller, dans la mesure du possible, à un équilibre des facteurs de risque et de protection. Dans la prévention et la thérapie nutritionnelle des maladies cardio-vasculaires, la grenade peut apporter une contribution précieuse pour préserver une bonne hygiène de vie dans le cadre d'une alimentation saine.

Équilibre des facteurs de protection et de risque

Dans de nombreuses études précliniques et cliniques, les substances actives de la grenade ont montré des effets de protection vasculaire variés (Jacob, 2007a) et montré comment elles permettaient de prévenir et de combattre les maladies cardio-vasculaires par des voies très différentes.

1. Forme d'artériosclérose dans laquelle des plaques d'athérome se forment au niveau de la couche interne des artères.

facteurs de protection	facteurs de risque
Entraînement modéré	Manque d'exercice, sport extrême
Magnésium, potassium, pression artérielle normale	Hypertonie musculaire[2] Hypertension
Alimentation riche en végétaux, en fibres et poissons	Alimentation riche en graisses et en viandes
Protection vasculaire grâce à des substances végétales provenant de fruits et de légumes : grenade, vin rouge, thé vert, OPC, vitamine C, D, E, Q 10, sélénium	Dommages vasculaires causés par des radicaux libres (cause principale : le tabagisme) et inflammations chroniques, instabilité et vulnérabilité des parois vasculaires dues à carence ou lésions de collagène et d'élastine
Acide folique, vitamine B12 et B6	Homocystéine[3]
Cholestérol HDL élevé	Cholestérol LDL élevé
Acides gras oméga 3 (par ex. huile de lin, de colza, de poissons)	Graisses animales, acides gras oméga-3

Une étude en double aveugle randomisée, contre placebo réalisée par l'université de Californie, publiée en 2005 par Sumner et alii dans le célèbre *Journal of Cardiology*, démontre **que l'irrigation sanguine du myocarde s'est améliorée de 17% grâce à la consommation quotidienne de 250 ml de jus de grenade, ce qui entraîne de facto une diminution de moitié du nombre de crises d'angine de poitrine.**

---

2. – Hypertonie musculaire : Co-contraction pattologique du couple musculaire agoniste antagoniste.

3. – Homocystéine acide aminé soufrait dont l'augmentation résulte d'une carence en vitamines B12, B 6 ou acide folique. Peut conduire à des troubles cardio-vasculaires.

Par contre, au sein du groupe de contrôle, l'irrigation sanguine du myocarde a diminué, évolution négative, de 18%.

Dans une étude randomisée contre placebo menée par Aviram et alii (2004), les participants ont bu quotidiennement pendant 3 ans 50ml de concentré de jus de grenade (1 :5 de 250 ml de jus dilué = 20 ml d'Élixir de Grenade). **Après un an, l'épaisseur des dépôts vaso-constricteurs de la carotide avait diminué de 35% chez les participants. Par contre, elle avait augmenté de 9% au sein du groupe de contrôle.**

Comme chacun sait, l'hypertension est un facteur de risque principal pour les maladies vasculaires et leurs conséquences comme la sténose artérielle périphérique, l'infarctus et la crise d'apoplexie.

Après un an, la tension artérielle systolique a baissé de 12% (21mmHg) chez les personnes enrolées. Cet effet remarquable repose sur une baisse de 36% de l'activité de l'enzyme de conversion de l'angiotensine (ACE). Après une cure de 6 mois de jus de grenade, l'oxydation du cholestérol LDL, une des causes principales des maladies cardio-vasculaires, a été réduite de 90% dans le sang.

Le monoxyde d'azote (NO) est une substance importante pour la santé des vaisseaux. On le retrouve aussi dans les médicaments les plus importants de la thérapie cardiaque coronarienne. Louis Ignarro, prix Nobel et découvreur des propriétés du NO, a écrit en 2006 que le jus de grenade augmente considérablement la biodisponibilité et la durée d'action du monoxyde d'azote par ses mécanismes antioxydants.

En synergie avec une bonne hygiène de vie et une bonne alimentation, la grenade peut jouer un rôle central dans la prévention et la thérapie alimentaire des maladies cardio-vasculaires.

Le jus de grenade pour les diabétiques

Même si le jus de grenade est naturellement constitué d'une forte concentration de glucides (65 g de fructose pour 135 g de jus, valeur 100 ml, soit une densité de 1,35), il montre, sur les diabétiques, un effet bénéfique vasoprotecteur et induit une réduction du cholestérol. Dans la grenade, les molécules de sucre naturel sont liées en grande partie à des polyphénols antioxydants. Une étude contrôlée, initiée par Rosenblat, Hayeck et Aviram en 2006 (Rambom Medical Center, Haifa), a démontré que le jus de grenade ne montre pas d'augmentation du taux de glycémie, du cholestérol, des graisses et des acides gras chez les diabétiques, mais a un effet tout à fait positif sur leurs taux dans le sang tout en diminuant nettement le stress oxydatif.

Étant donné les risques cardiovasculaires encourus en raison de leur métabolisme modifié, l'effet vasoprotecteur des polyphénols du jus de grenade est très bénéfique aux diabétiques. Des patients atteints d'un diabète de type 2 (non insulino-dépendant) ont bu pendant 3 mois 50 ml de concentré de jus de grenade tous les jours. Des effets antioxydants et vasoprotecteurs évidents ont été mesurés dans le sérum et dans les phagocytes (macrophages). Rozenberg et ses collaborateurs (2006) ont montré que l'effet vasoprotecteur du jus de grenade est imputable surtout à la forme gluco-conjuguée des polyphénols.

En outre, le métabolisme du cholestérol total semble être favorablement influencé. **22 diabétiques souffrant de troubles du métabolisme des graisses et d'hypercholestérolémie ont bu 30 ml de concentré de jus grenade par jour (Esmaillzadeh et al., 2006). Après 8 semaines, on a constaté une diminution notable de la concentration en cholestérol LDL et du cholestérol**

total. Les triglycérides et la fraction HDL n'ont pas été modifiés.

Évidemment, ces effets faiblement hypolipémiants ne sont pas comparables à ceux des médicaments.

Malgré le caractère spécifique (taux élevé de fructose) du jus de grenade, il pourrait être judicieux pour les diabétiques de consommer ce jus modérément, 250 ml quotidiennement comme dans les études.

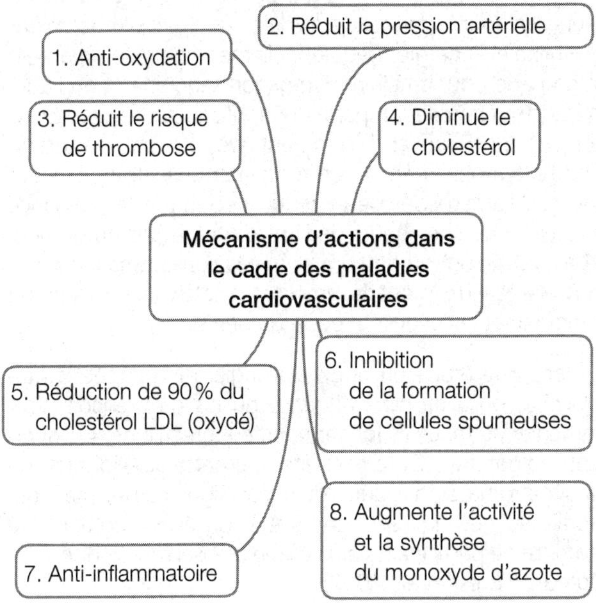

Dans le cas d'une fermentation par procédé bioactif du jus de grenade, le sucre du fruit est presque complètement décomposé – autre avantage pour les diabétiques –, en plus d'une bioactivité plus élevée. Il est donc fortement recommandé de prendre dans ce cas-ci, ce type de jus comme l'Élixir de grenade.

Grenade et capacité érectile

Depuis des millénaires, l'homme recherche des élixirs de jouvence. On a compris très tôt qu'il ne suffit pas de prolonger la vie, encore faut-il permettre aux patients de bien vivre leur longévité. Jadis déjà, les élixirs symbolisaient la vitalité et l'énergie. Traditionnellement, on recommandait la grenade pour améliorer l'irrigation sanguine et on l'utilisait surtout dans les préparations aphrodisiaques. Des scientifiques ont découvert récemment que cette pratique empirique n'était pas dénuée de fondement. Le stress oxydatif favorise l'athérosclérose et réduit nettement la puissance sexuelle. Des chercheurs de l'université de Boston (Azadoi et al., 2005) ont pu démontrer que la consommation régulière de jus de grenade améliorait nettement l'irrigation sanguine et la capacité érectile du pénis.

Dans une étude en double aveugle, randomisée contre placebo, on a étudié l'influence du jus de grenade pour remédier au mauvais fonctionnement érectile de 42 candidats volontaires. On a constaté une nette amélioration de la symptomatologie qui n'était pas significative, mais qui aurait pu devenir représentative si on avait augmenté le nombre de participants et la durée d'observation, disent les auteurs (Forest et al., 2007).

Une étude turque (Türk et al., 2008) a montré que le jus de grenade avait une influence positive sur la qualité et la mobilité du sperme masculin et sur les différents marqueurs antioxydants (malondialdèhyde, GSH, GSH péroxydase, catalase).

L'huile de pépins de grenade contre le vieillissement de la peau, les douleurs hormonales et le cancer

On presse une huile précieuse à partir des pépins du fruit mûr de la grenade. L'huile de pépins de grenade contient des oestrogènes végétaux qui peuvent avoir un effet positif en cas de léger manque d'œstrogène. Dans la médecine populaire, les pépins étaient utilisés pour favoriser la fécondité ainsi que comme contraceptif. Pour les femmes à partir de la trentaine et pendant la ménopause (bouffées de chaleur), l'huile de pépins est utilisée comme aliment et produit cosmétique, mais elle est déconseillée aux femmes enceintes à cause de sa richesse en phytohormones. Grâce à sa richesse unique en phyto-oestrogènes, l'huile de pépins de grenade peut, d'après une étude japonaise de 2004 (Mori-Okamoto et al.), sensiblement soulager les troubles typiques (bouffées de chaleur, sautes d'humeur, ostéoporose) surtout chez les femmes ménopausées.

Outre des phytostérols et des tocophérols, cette délicate huile de pépins de grenade contient un pourcentage inhabituellement élevé (60-70%) d'un acide gras particulier plusieurs fois insaturé, l'acide punicalagique. Du point de vue chimique, c'est un acide linoléique insaturé conjugué qui montre les propriétés d'un SERMS (modulateur sélectif de récepteur oestrogénique). En l'occurrence, il semble avoir une nette préférence pour le récepteur oestrogénique bêta qui est sensé protéger contre le cancer (notamment celui de la prostate) et les maladies cardio-vasculaires. C'est là une action intéressante en ce qui concerne les douleurs liées à la ménopause ainsi qu'au risque de maladies cardiovasculaires en forte augmentation après le retour d'âge.

Cette huile de pépins de grenade spécifiquement active sur le métabolisme, favorise la décomposition des graisses et protège contre le diabète gras (McFarlin et al., 2008). Son effet anti-inflammatoire (par ex. inhibition de la COX 1 et de la COX2) explique son efficacité dans la protection de la peau (protection démontrée contre le cancer de la peau, effet anti-âge).

L'huile et le jus ont des effets pro-oestrogéniques et anti-oestrogéniques. Les effets pro-oestrogéniques sont plus importants dans les pépins et l'huile, les effets anti-oestrogéniques plus prononcés dans le jus, surtout dans sa forme fermentée. L'huile de pépins est efficace contre le cancer de la peau, de l'intestin, du sein et de la prostate (Kim et al., 2002 ; Mehta et al., 2004 ; Hora et al., 2003 ; Albrecht et al., 2004 ; Kohno et al., 2004). Elle renforce l'action des polyphénols de grenade. Il suffit d'en boire de petites quantités.

Cette huile délicate rancit facilement ce qui peut alors entraîner une modification ou une perte d'efficacité. Une bonne huile fraîche a un goût agréable relativement neutre. Malgré de nombreux résultats intéressants sur les animaux et les cellules cancéreuses, il n'y a pas encore eu d'études portant sur l'homme qui permettraient d'établir des recommandations de consommation claires et fiables.

L'huile de pépins de grenade est très digeste, et peut être utilisée préventivement. En cas de cancer de la prostate, sa prise en fortes doses ne devrait se faire que sous contrôle des taux de PSA. Ici non plus, quantité n'est pas synonyme d'efficacité ; en outre, son efficacité varie en fonction de la biologie tumorale.

La grenade et ses polyphénols freinent la prolifération des cellules cancéreuses de la prostate

Depuis des dizaines d'années, on sait que de nombreuses substances végétales importantes naturelles contenues dans les fruits et les légumes, protègent contre le cancer. La grenade est considérée comme le candidat le plus sérieux car elle a fait ses preuves non seulement dans des études pré-cliniques, mais aussi dans une étude clinique *in vivo* enrôlant des patients souffrant d'un cancer de la prostate. Ce fruit « santé » est capable aussi d'influencer favorablement d'autres types de cancer, comme ceux de l'intestin, de la peau, des poumons et du sein (Jacob, 2007b).

Dans la multitude des conseils nutritionnels prodigués ainsi que des résultats d'études contradictoires portant sur le cancer de la prostate, la grenade reste aujourd'hui le fruit qui présente les résultats positifs les plus éloquents, objectivés par la recherche scientifique. La grenade, qu'on appelle parfois le fruit de la prostate, a déjà fait ses preuves sur des patients qui présentaient une récidive après une thérapie primaire (radiothérapie, opération) : leur taux de PSA est resté stable bien plus longtemps. Le taux de PSA est un marqueur important en cas de cancer de la prostate ; il est absolument fiable après prostatectomie : plus le taux de PSA remonte lentement après une thérapie, plus l'espérance de vie est longue.

Dans cette première étude portant sur 48 patients atteints d'un cancer de la prostate, on a déterminé que le jus de grenade a prolongé la période pendant laquelle le taux de l'antigène spécifique de la prostate

(PSA) doublait, de 39 mois – ce qui équivaut pratiquement à un quadruplement (Pantuck et al., 2006). Aucun des participants à l'étude n'avait encore subi d'hormonothérapie et malgré une opération ou une radiothérapie préalable, ils présentaient des taux de PSA croissants ce qui fait penser à une progression de la maladie.

Alors qu'avant cette étude, le délai de doublement moyen du PSA chez les patients était d'environ 15 mois, la consommation journalière de 240 ml de jus de grenade (concentré, 570 mg de polyphénols par portion= 20 ml d'Élixir de Grenade) a prolongé cette période jusqu'à 54 mois, comme l'a rapporté en juillet 2006 l'équipe du professeur Allan Pantuck de l'université de Californie à Los Angeles dans le Clinical Cancer Research. « Certes, ce n'est pas une guérison, mais le jus de grenade a visiblement une grande influence sur la croissance de la tumeur », a souligné Allan Pantuck, responsable de cette étude clinique.

Aucun des participants à cette étude n'a connu de métastatisation au cours des 33 mois qu'a duré l'étude. Le sérum des patients injecté dans des cellules prostatiques cancéreuses, a réduit la croissance de ces cellules de 12% et a augmenté leur apoptose (mort cellulaire programmée) de 17%.

La boisson a produit un effet sur plus de 80% des patients. Il est très peu probable que les taux de PSA aient été masqués, c'est-à-dire que les composants de la grenade aient neutralisé l'antigène spécifique de la prostate. En effet, chez les hommes en bonne santé et sans cancer de la prostate, le jus de grenade n'a eu aucune influence sur le taux de PSA.

Heureusement cette étude s'est poursuivie. Il est particulièrement réjouissant de constater que, dans la phase d'observation d'une durée de 6 ans (Pantuck et al., 2009), le temps de doublement du

PSA a progressé de 15,4 à 60 mois. L'augmentation moyenne du taux de PSA a chuté de 60%.

Cette étude qui a déjà donné de premiers résultats encourageants en 2006, puis en 2009, se poursuit aujourd'hui dans le cadre d'une étude de phase III, randomisée en double aveugle, contre placebo, avec la participation du National Cancer Institute. Ses résultats sont attendus avec impatience.

Rendons hommage à ce médecin et scientifique israélien Ephraim Lansky qui a découvert le premier l'efficacité particulière de la grenade dans le cas de cancer de la prostate. En collaboration avec plusieurs équipes internationales de chercheurs (Albrecht et al., 2004; Lansky et al., 2005a et b), il a démontré que les polyphénols fermentés de la grenade peuvent réduire jusqu'à 90% la propagation du cancer dans les cultures de cellules tumorales de la prostate.

Étude phase II de cancers de la prostate

- 48 patients avec récidives après opération ou radiothérapie,
- 240 ml de jus de grenade par jour pendant 33 mois,
- réponse positive chez 83 % des patients,
- sérum des patients: inhibition de la croissance des cellules du cancer,
- étude en phase III initiée par le *National Cancer Institut*, en cours dans différents centres aux États-Unis; résultats définitifs attendus en 2010.

Période de doublement du PSA pour les patients atteints du cancer de la prostate

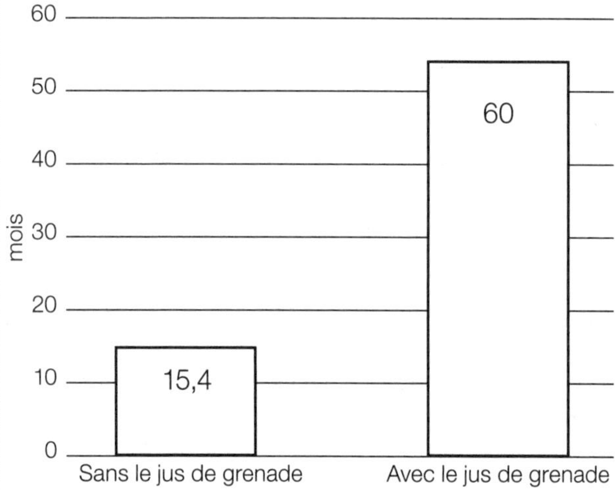

Pantuck A. J. et al., *Clin. Cancer Res.* 2006; 12, 13: 4018–4026. Pantuck et al. 2009.

Polyphénols de grenade et carcinome de la prostate hormono-réfractaire

Le carcinome de la prostate hormono-réfractaire représente un problème thérapeutique inquiétant. Il est considéré comme incurable.

Les résultats de recherches récentes qui confirment ceux d'études plus anciennes, montrent que la grenade combat les stratégies particulières des cellules hormono-réfractaires agressives du cancer de la prostate.

Un effet important des polyphénols de grenade en cas de cancer de la prostate avancé, est l'inhibition de la métastatisation et de la néoangiogenèse. Des études précliniques montrent que les polyphénols de grenade peuvent être un complément judicieux à la thérapie du blocage hormonal et sont efficaces même au stade hormono-réfractaire. Pas de guérison donc, mais un gain possible d'années précieuses par un effet inhibiteur d'actions conjuguées des polyphénols de ce fruit.

Les polyphénols du jus de grenade peuvent vraisemblablement aussi augmenter l'efficacité des chimio- et radiothérapies grâce à des mécanismes anti-inflammatoires spécifiques (inhibition de l'activation du NF-kappaB). Les composants antioxydants de la grenade peuvent en même temps réduire les effets secondaires des thérapies conventionnelles.

En septembre 2008 a paru dans le « *Deutsche Zeitung für Onkologie* » un article détaillé publié par les docteurs en médecine L. M. Jacob et K.F. Kippel décrivant le mode d'efficacité des polyphénols de grenade contre le carcinome de la prostate. L'article est résumé dans l'annexe 1, page 75. Il contient beaucoup d'informations médicales complémentaires importantes ainsi que des références d'études.

Depuis 2003, le docteur L. M. Jacob est en Allemagne le premier médecin à étudier l'action des polyphénols de grenade ; dans le cadre de sa thèse de doctorat, il a découvert de nouveaux mécanismes d'efficacité des polyphénols de grenade sur le cancer. Il a aussi développé le procédé de la **fermentation par procédé bioactif** au moyen de microorganismes probiotiques sélectionnés qui augmentent la bioactivité des polyphénols de grenade.

Autres types de cancers

Une équipe internationale de chercheurs (Kim et al., 2002) a découvert que les polyphénols de jus de grenade fermentés peuvent prévenir en particulier le **cancer du sein** et stimuler sa thérapie. En effet, ils inhibent l'effet cancérigène et la formation d'oestrogènes. Dans le cas de **cellules mammaires cancéreuses (ER+)**, les polyphénols fermentés de jus de grenade induisent une inhibition de la croissance tumorale de 80% sans avoir d'effet négatif sur les cellules normales. Les polyphénols du jus de grenade fermenté sont vérifiés deux fois plus efficaces que ceux du jus frais.

Une étude de Lansky et Kawaii (2004) a démontré les propriétés remarquables des polyphénols du jus de grenade fermenté contre **la leucémie** : grâce à eux, des cellules leucémiques sont redevenues saines (processus de redifférenciation cellulaire) ou ont été ramenées à la mort cellulaire naturellement programmée (apoptose). En outre, ils empêchent la création de nouveaux vaisseaux sanguins (**néoangiogenèse**) ce qui empêche encore la propagation de la tumeur. Par contre, les extraits d'écorce du fruit se sont révélés inefficaces dans ce domaine (Toi et al., 2003).

D'autres études démontrent des effets contre les cellules cancéreuses de **l'intestin et de la peau**. La combinaison avec l'huile de pépins de grenade pourrait avoir des effets synergiques intéressants.

Dans deux études publiées en 2007, le jus de grenade fermenté lyophilisé a réduit, chez des souris atteintes d'un **cancer du poumon**, la masse tumorale de 62% (après 140 jours) et de 66% (après 240 jours) par rapport au groupe contrôle. On a constaté des effets semblables sur des cellules pulmonaires cancéreuses humaines sans effets négatifs sur les cellules saines.

Conclusions: les polyphénols spécifiques de la pulpe et du jus de grenade inhibent le développement des types de cancers hormono-dépendants comme ceux du sein ou de la prostate, mais aussi des poumons, de l'intestin et de la peau. Ces polyphénols conviennent aussi très bien à la prévention du cancer du sein et bien certainement, de la prostate. Leur bioactivité est maximale dans la forme fermentée par procédé bioactif.

Il est important de préciser que dans l'état actuel des études, rien ne permet de considérer la grenade comme un médicament ou un ersatz des thérapies classiques. Mais celle-ci constitue un complément nutritionnel judicieux et efficace, **avec des effets positifs scientifiquement vérifiés sur les cancers hormono-dépendants, poumon et peau, tout en conférant une action protectrice pour le cœur et les vaisseaux sanguins et toutes les pathologies inflammatoires initiés par la NFkappaB comme: PAR, SEP, LED.**

S'ils ont la teneur voulue en polyphénols, les produits de la grenade sous forme de jus de qualité, d'élixir fortement concentré ou de poudre lyophilisée et fermentée par procédé bioactif sont alors d'un grand intérêt pour votre santé.

Le conseil nutritionnel recommandé est de prendre environ 500 mg de polyphénols de jus de grenade par jour (mesuré selon la méthode Folin) en sachant que les polyphénols fermentés par procédé bioactif présentent une bioactivité nettement supérieure aux autres formes.

Conseils pratiques importants

Le précepte de Paracelse « Votre alimentation sera votre seul médicament » repose sur une compréhension profonde de la nature et s'avère de plus en plus pertinent dans la recherche en nutrition. Les remèdes fabriqués de manière naturelle préservent la composition originelle et la synergie des composants. Plusieurs groupes de chercheurs ont démontré que dans le cas de la grenade, il ne s'agit pas d'une combinaison chimique particulière mais bien plus de l'interaction et du renforcement mutuel (synergie) de l'ensemble des composants.

Consommer de la grenade demande un certain effort comme tout qui a déjà mangé ce fruit a pu le constater. Pour pouvoir juger par vous-même des différences de qualité, dégustez simplement une grenade bien mûre et comparez-la au produit acheté. **Pour votre santé, c'est naturellement le standard de qualité qui importe quand on consomme la grenade. Vous trouverez ces critères de qualité importants à la page 39 de votre livre. Il est peu judicieux de consommer un jus de grenade dont on ne connaît pas la teneur en polyphénols puisqu'une concentration suffisante en polyphénols est la condition préalable d'une efficacité fiable.**

Différence de qualité, rappel

À côté de nombreux jus de grenade frelatés, d'autres produits véritables à base de grenade affichent de grandes différences en qualité et en teneur de polyphénols, ce qui se répercute sur leur efficacité. Les résultats d'une large étude allemande (Fischer-Zorn M. und Ara V., 2007) publiée dans *Flüssiges Obst* (« Granatapfelsaft-Chemische Zusammensetzung und mögliche verfälschungen », *Flussiges Obts* 08:386-393,2007), un journal spécialisé en nutrition très renommé en Allemagne, relève des résultats significatifs très importants pour les consommateurs : la teneur en substances actives (= polyphénols) variait pour les jus frais entre 904 et 2067 mg/l (moyenne 1409 mg/l). Les jus produits à partir de concentrés de jus présentaient en moyenne une teneur plus élevée en antioxydants (moyenne 2288 mg/l), mais ici aussi la teneur variait entre

897 et 4265 mg/l de polyphénols. Le risque d'acheter un jus pauvre en substances actives est donc élevé.

La plupart des gélules disponibles actuellement sur le marché montrent des différences de qualité très importantes. Dans de nombreux cas, les données concernant les polyphénols de grenade ne sont pas correctes et les doses conseillées trop faibles. Dans le cas de certains extraits de grenade standardisés à 40% d'acide ellagique, l'acide ellagique est ajouté (Lansky 2006) et provient essentiellement d'extraits d'acide ellagique obtenu à partir de lignite (bois) chinoise ou canadienne.

Ces gélules contiennent en partie une forte proportion de déchets de presse (écorce du fruit) et sont fabriquées par séchage à chaud. Ces températures élevées lors de ces processus de fabrication rapides, peu onéreux et peu qualitatifs des poudres de grenade produisent des polyphénols oxydés et hautement polymérisés difficilement résorbables et dont on peut se demander s'ils présentent encore un bénéfice santé. En laboratoire, on vérifie à coup sûr par des prélèvements d'échantillons sur les polyphénols ou les anthocyanines si les composants de la poudre sont comparables à ceux du jus naturel extrait de la pulpe.

Les extraits de jus de qualité utilisés le plus fréquemment au cours des études citées dans ce livre sont fabriqués par lyophilisation. Il s'agit d'un procédé assez complexe au cours duquel on élimine l'eau grâce à des basses températures et à basse pression. Contrairement au séchage à chaud, ce procédé « doux » permet de conserver les précieuses substances végétales du produit. Lors de la lyophilisation du jus de grenade, apparaît une matrice sèche très poreuse qui le rend rapidement soluble dans l'intestin. Ceci est très utile pour le processus d'absorption car seules les substances présentes à l'état soluble dans les sucs digestifs sont métabolisées ou plutôt résorbées.

Quantités recommandées

Afin de rester en bonne santé, il devrait suffire de prendre un demi à un verre de jus de grenade ou encore 10-20ml (1 à 2 c. à soupe) d'Élixir de Grenade (environ 300-600 mg/l de polyphénols comme équivalent d'acide gallique selon la méthode Folin), et ce, de manière quotidienne. En cas de maladie avérée, il est conseillé dans la mesure du possible, de boire, comme les études le démontrent, au moins 1 à 2 verres par jour (560 mg/l à 1120 mg/l de polyphénols) en sachant que les polyphénols fermentés présentent une plus grande bio-activité. Il est probable que boire des quantités supérieures donne de meilleurs résultats, mais aucune étude ne l'a objectivé à ce jour. Ce n'est pas le cas dans la prévention où une dose de base comme précisé ci-avant, doit suffire.

Durée de la prise

Dans le cadre de la prévention des maladies cardiovasculaires et des cancers par une thérapie nutritionnelle adjuvante, une consommation régulière est judicieuse. En cas de thérapie nutritionnelle adjuvante du cancer de la prostate, on a noté des effets positifs dans l'étude clinique qu'a conduite Allan Pantuck pendant plusieurs années. Comme la biologie tumorale du carcinome de la prostate se modifie au fil du temps, surtout sous l'effet du « triple blocage hormonal », toutes les substances actives connues peuvent perdre de leur efficacité d'inhibition. On n'a pas encore étudié la question de savoir si une prise intermittente peut empêcher cela. Si après quelques années de consommation de jus de grenade, le taux de PSA devait à nouveau augmenter brutalement, il faudrait alors envisager d'autres mesures. Si on n'obtient pas de résultats avec le jus de grenade, les polyphénols de grenade fermentés, plus bio-actifs sont alors une alternative. Les polyphénols de grenade fermentés dont le docteur Jacob détient le brevet montrent une bio-activité nettement plus élevée que celle du jus, donc logiquement, un meilleur résultat. Des études sont en cours.

Moment de la prise

La biodisponibilité des polyphénols est à son maximum si on les prend à environ 2 heures des repas principaux et dissociés de la consommation de produits laitiers ou autres protéines animales (Manach et al.,2004). Les polyphénols réagissent avec les protéines animales et forment des complexes polyphénols-protéines mal résorbables (précipités). Leur action santé est alors fortement réduite.

Les tanins sont des polyphénols. L'impression astringente ressentie en bouche lors de la consommation de ce jus est due au fait que les tanins précipitent les protéines dans la salive si bien que celle-ci perd son effet lubrifiant. Ce processus lie polyphénols et protéines en molécules complexes qui ne sont alors plus solubles. Cette activité physiologique est le résultat de la capacité sélective de liaison des tanins aux protéines, surtout aux grosses protéines riches en proline à conformation ouverte.

Allergies

Dans la littérature scientifique, on ne parle que ponctuellement de réactions allergiques à la grenade. Dans la moitié des cas, elles se manifestent par des réactions au niveau de la peau comme des rougeurs, des gonflements, des plaques prurigineuses et de l'eczéma. Au niveau respiratoire, cela peut aller du rhume à l'asthme. Dans certains cas, une allergie alimentaire peut provoquer le gonflement des lèvres, du palais ou de la langue accompagné de démangeaisons, de coliques, de maux de ventre, de diarrhées et de vomissements.

Interactions avec les médicaments

Cette boisson santé très populaire est consommée par des centaines de milliers de personnes aux USA, et surtout par des gens atteints de maladies cardio-vasculaires et d'hypercholestérolémie soignée par médicaments. C'est pourquoi l'interaction avec les médicaments devrait logiquement au vu de l'échantillon, être très réduite. En effet, des interactions fréquentes auraient normalement été constatées suite à une consommation aussi importante. Pourtant, on ne peut pas exclure complètement des interactions médicamenteuses qui iraient alors dans le sens d'un renforcement positif de l'efficacité comme par exemple les anti-arythmiques, les statines, les anti-coagulants, les bloqueurs du canal du calcium, les suppresseurs d'immunité, les inhibiteurs de protéases.

D'autres informations sur ce thème : voir page 94.

Résumé

Dans beaucoup d'études cliniques, la grenade s'est avérée être le fruit le plus efficace et le mieux étudié dans ses effets sur les processus d'inflammation, les maladies cardio-vasculaires et le cancer. Dans la multitude des conseils en nutrition en cas de carcinome de la prostate, la grenade reste le fruit possédant le niveau le plus élevé de résultats positifs objectivés par la science. Les résultats les plus récents de la recherche ouvrent des perspectives intéressantes en ce qui concerne le carcinome hormono-réfractaire de la prostate. La grenade constitue probablement un complément judicieux à utiliser en synergie avec les thérapies standard. Évidemment, l'état actuel de la recherche ne permet pas de considérer la grenade comme un vrai médicament ou un ersatz de thérapies classiques. Toutefois celles-ci peuvent être complétées judicieusement et efficacement par la grenade. Les polyphénols de jus de grenade semblent également bien convenir à la prévention, en particulier, des cancers de la prostate et du sein.

La grenade ne peut être un substitut à un mode de vie sain ou à une nourriture équilibrée riche en minéraux, vitamines, oligoéléments, qui sont tous deux les principaux facteurs de protection contre le cancer et les maladies cardio-vasculaires, mais elle est traditionnellement appréciée à juste titre depuis des millénaires comme fruit thérapeutique.

En résumé : ne pas confondre sirop de grenade et jus de grenade ; jus de grenade et concentré de grenade. Le sirop de grenade est agréable pour préparer un cocktail, mais il ne contient pas de polyphénols intéressants pour la santé. Cela vaut aussi pour de nombreux jus de grenade proposés dans le commerce. Beaucoup sont frelatés, et même les jus véritables affichent des concentrations de substances actives très différentes. Un jus actif pour la santé présente un goût fruité astringent peu agréable.

Il est recommandé de consommer quotidiennement au moins 500 mg de polyphénols de grenade (mesurés par la méthode Folin) en sachant que les polyphénols fermentés ont une bioactivité plus élevée.

S'ils renferment la teneur voulue en polyphénols, les jus de qualité, l'élixir fortement concentré ou les gélules sous forme de poudre lyophilisée et fermentée, soutiennent harmonieusement la qualité de votre santé.

•••

PARTIE 2

ANNEXES

Annexe 1 : Les travaux de recherche du Dr L. M. Jacob

Les polyphénols de grenade sont actifs contre le cancer de la prostate

Le cancer de la prostate est le cancer le plus fréquent chez l'homme, mais il s'agit souvent d'un cancer dû à la sénescence, et qui n'évolue dans la majeure partie des cas, soit 75%, que lentement. On dit alors qu'il n'est généralement que peu invasif. Des études nord-américaines démontrent que 60 à 70% des hommes d'un âge certain meurent d'un cancer de la prostate. Cependant, seulement 3% d'entre eux, meurent de ce cancer. Les associations d'urologues européens et nord-américains considèrent donc que les attitudes conservatrices telles que l'abstention-surveillance (watchful waiting) et la surveillance active (active monitoring) sont toutes deux judicieuses. Alors que chez des patients plus jeunes, l'approche curative (opération, radiothérapie) donne de très bons résultats, chez les patients d'un certain âge (généralement à partir de 75 ans) l'abstention-surveillance (watchful waiting) représente la première option logique. Il s'écoule en général un long moment entre le diagnostic et l'apparition des symptômes, le taux de survie à 10 ans est de 85%. Il n'est, par ailleurs, que très peu inférieur au taux de survie après prostatectomie. Des mesures nutritionnelles judicieuses (grenade, lycopène de la pulpe de tomate, soja, sélénium, vitamine E, peu de viande, beaucoup de légumes, fruits, alimentation végétale, poissons, exercices physiques, relaxation) devraient continuer à améliorer les résultats de cette abstention-surveillance. Une étude récente montre que la progression de la maladie est retardée d'au moins deux ans par de telles mesures (Frattaroli et al., 2008).

Les patients qui optent pour la méthode de l'abstention-surveillance pèsent le pour et le contre d'une thérapie invasive précoce (prostatectomie, chimio et radiothérapie). Grâce à l'abstention-surveillance sous le contrôle d'un médecin, des mesures curatives peuvent toujours être décidées à temps si nécessaire en raison de la progression de la maladie. Les patients souffrant d'un cancer à faible risque (« low risk ») qui ont opté pour la « surveillance » active, ont souvent la ferme volonté d'améliorer leur état de santé en changeant leur hygiène de vie et hygiène alimentaire ; il en va de même pour ceux dont le taux de PSA remonte après une thérapie primaire.

Influence sur l'équilibre hormonal en cas de cancer

Le développement du carcinome de la prostate dépend des hormones sexuelles. Les hormones sexuelles mâles (androgènes) qui stimulent la croissance de la tumeur jouent un rôle important. Les androgènes agissent via des molécules réceptrices, les récepteurs androgéniques. Les hormones sexuelles femelles, les oestrogènes, influencent aussi les tissus de la prostate, et ce, encore plus chez les hommes d'un certain âge. Les oestrogènes agissent via les récepteurs oestrogéniques alpha et bêta, présents tous les deux dans la prostate. Si les oestrogènes se fixent sur le récepteur d'œstrogène alpha, il stimule la croissance du cancer de la prostate. Le récepteur d'oestrogènes bêta, par contre, freine la croissance de la cellule tumorale ainsi que la formation des récepteurs androgèniques et aide à la redifférenciation des cellules.

Ces deux types de récepteurs ont en quelque sorte un effet antagoniste. On sait depuis longtemps que des taux élevés d'oestrogènes, qui apparaissent par exemple en cas de surpoids, ou après une prise prolongée de la pilule chez la femme, stimulent la croissance anormale de la cellule et contribuent à l'apparition du cancer du sein. On connaît des effets identiques pour le cancer de la prostate. Les substances anti-oestrogéniques protègent aussi contre les types de cancer hormono-dépendants. Alors que les pépins et l'huile de pépins de grenade ont des effets principalement oestrogéniques, les effets anti-oestrogéniques sont dominants dans la pulpe et le jus du fruit.

Dans le cas des cellules tumorales mammaires de type MCF-7, le jus de grenade fermenté (50 mg/ ml) a entraîné un arrêt de la croissance tumorale mesuré de 80%. Comparé au jus de grenade normal, le jus de grenade fermenté a eu un effet double : il a freiné la croissance des cellules mammaires cancéreuses hormono-dépendantes et hormono-indépendantes (Kim et al., 2002a). Les polyphénols fermentés de grenade peuvent aussi bloquer l'aromatase, enzyme clé de la synthèse de l'œstrogène, et diminuer ainsi la formation d'oestrogènes dans le tissu adipeux. Cet effet est également important pour le carcinome de la prostate car des taux d'œstrogène élevés favorisent aussi le développement du cancer de la prostate. Le jus fermenté a également eu un effet inhibiteur plus nettement marqué que le jus non fermenté sur les cellules cancéreuses de la prostate (Lansky et al., 2005a et b, Albrecht et al., 2004).

Les polyphénols, composants particuliers de la grenade, sont fermentés dans le côlon par des bactéries intestinales et transformés en métabolites très efficaces. Ainsi, on sait que les urolithines, métabolites de l'ellagitanine, ont un effet inhibiteur dans le cas de cancers hormono-dépendants comme celui de la prostate et du sein. Ces urolithines se fixent sur le récepteur oestrogénique alpha, mais ne l'activent pas et ont ainsi un effet anti-oestrogène. Il est prouvé que les urolithines bloquent de façon efficace la croissance des cellules prostatiques cancéreuses (Seeram et al., 2007). Les effets anti-oestrogéniques et anticancéreux sont les plus évidents dans le jus fermenté (Kim et al., 2002a ; Lansky et al., 2005a et b ; Albrecht et al.,2004).

Dans la pulpe et le jus de grenade, on trouve aussi d'autres phyto-oestrogènes à faible efficacité comme le camphre, la quercétine, la naringenine et la lutéoline en faibles concentrations (Kim et al., 2002a). Ils se fixent, comme l'oestrogène, aux récepteurs oestrogéniques, mais parce qu'ils ont une action nettement plus faible que l'œstrogène lui-même, ils bloquent le récepteur oestrogénique sans provoquer d'effet oestrogénique, tout en combattant ainsi les effets oestrogéniques exagérés.

L'activateur endogène le plus puissant (l'agoniste) du récepteur oestrogénique bêta est le produit de dégradation de l'androgène, le 3β-Adiol. Cette substance joue un rôle protecteur contre le cancer de la prostate.

Les polyphénols de grenade ne bloquent pas seulement le récepteur oestrogénique alpha procancérigène, mais augmentent en même temps la concentration en 3β-Adiol protecteur en inhibant la dégradation de celui-ci par l'enzyme CYP7B1.

Dans une étude menée avec l'université d'Uppsala (Suède), le docteur Ludwig Manfred Jacob a pu démontrer que l'extrait de jus de grenade lyophilisé obtenu par son procédé breveté de fermentation bio-active inhibe l'enzyme CYP7B1 et permet d'augmenter ainsi la concentration de 3β-Adiol anti-prolifératif dans la prostate (Jacob L. M. et Klippel K. F., 2008).

L'élévation du 3β-Adiol stimule le récepteur bêta, ce qui peut réduire la formation des récepteurs androgéniques et freiner la croissance des tumeurs. (Pak et al., 2005 ; Weihua et al., 2002 ; Dupont et al., 2000 ; Martin et al., 2004 ; Omoto et al., 2005).

Cancer de la prostate hormono-réfractaire et synergie avec le blocage hormonal

En général, les cancers de la prostate sont traités par la chirurgie, la chimio- et la radiothérapie et/ou par l'hormonothérapie au cours de laquelle les taux ou concentration d'androgènes procancérigènes dans le sang sont abaissés de manière drastique. Cependant, après 18 mois en moyenne, le blocage hormonal perd de son efficacité parce que les cellules cancéreuses s'adaptent aux taux réduits d'hormones dans le sang : d'une part, elles fabriquent encore plus de récepteurs androgéniques (surexpression du récepteur d'androgène), pour réagir, même à des quantités d'hormones minimes, par un développement de la tumeur. D'autre part, comme l'a montré une étude récente, elles fabriquent leurs propres androgènes à partir du cholestérol et s'auto-stimulent (Montgomery et al., 2008). À ce stade hormono-indépendant, dit aussi hormono-réfractaire, la tumeur est considérée comme incurable : elle se développe alors très vite et forme des métastases. Selon des études actuelles,

les polyphénols de grenade peuvent encore exercer une influence favorable sur l'évolution du cancer au stade hormono-réfractaire :

- les polyphénols de grenade réduisent la formation du récepteur androgénique souvent sur-exprimé à ce stade (Malik et al., 2005 ; Hong et al., 2008),
- les polyphénols de grenade réduisent la formation des enzymes de la synthèse androgénique dans les cellules cancéreuses hormono-réfractaires (Hong et al., 2008),
- les polyphénols de grenade abaissent le niveau de cholestérol dans la cellule (Fuhrmann et al., 2005) et donc le produit de départ de la biosynthèse des androgènes,
- les polyphénols de grenade fermentés ont un effet anti-prolifératif sur les cellules de la lignée cancéreuse hormono-réfractaire PC-3 *in vivo* et des lignées hormono-réfractaires PC-3 et DU-145 *in vitro* (Albrecht et al., 2004),
- les polyphénols de grenade freinent l'activation des enzymes et des voies de signalisation de la cellule, qui jouent un rôle primordial dans le cancer de la prostate (protéines kinases telles que Akt, MAPK) (Mikhailova et al., 2008 ; McCall et al., 2008),
- l'effet anti-inflammatoire des polyphénols de grenade (inhibition du NF-kappaB, COX-2, TNF-alpha et métallo-protéases) est très important à ce stade.

Dès 2005, des scientifiques de l'Université du Wisconsin (Usa) démontrent qu'un extrait de jus de grenade lyophilisé, contenant tous les tanins et anthocyanes du jus, bloque efficacement dans l'organisme les cellules prostatiques cancéreuses qui ne réagissent plus à l'hormonothérapie (cellules PC3) (Malik et al., 2005).

Dans les cas de cellules androgéno-sensibles, l'expression du récepteur androgénique et la production de PSA ont été réduites de 90%. Chez les souris, les effets anticancéreux ont été atteints dès l'utilisation d'une dose correspondant à ce qui peut être consommé dans l'alimentation humaine : le taux de PSA a nettement baissé, les cancers de la prostate se sont développés beaucoup plus lentement au sein du groupe expérimental. La durée de survie moyenne s'est allongée de 50%. Ces résultats ont été confirmés dans une étude très récente (Hong et al., 2008) : dans les cellules prostatiques dans lesquelles les récepteurs androgéniques étaient surexprimés (LNCaP-AR), les polyphénols de grenade ont pu en faire régresser le nombre. Dans ces cellules cancéreuses et dans les cellules prostatiques cancéreuses particulièrement agressives et hormono-réfractaires, les DU-145, les polyphénols de grenade ont réussi à bloquer efficacement la formation des enzymes clés de la biosynthèse de l'androgène à partir du cholestérol. Grâce à ces enzymes, les cellules cancéreuses peuvent assurer leur survie sous blocage hormonal et auto-stimuler leur propre prolifération (Montgomery et al., 2008). En raison de la propriété des polyphénols de grenade d'inhiber la formation du récepteur androgénique et les enzymes qui synthétisent l'androgène, ainsi que d'inhiber l'activation des enzymes pro-cancérigènes (protéines kinases) et de permettre le retour en apoptose des cellules cancéreuses (via l'inhibition de l'activation du NF-kappaB), une combinaison de polyphénols de grenade avec le traitement de blocage hormonal pourrait avoir des effets synergiques très intéressants et retarder la formation de résistances.

Même si les résultats pré-cliniques sont aujourd'hui très prometteurs, ils doivent encore faire leur preuve dans la pratique. Le cancer de la prostate hormono-réfractaire est une maladie grave. Les polyphénols de grenade ne peuvent sûrement pas la guérir, mais ils peuvent prolonger la vie. Un effet important des polyphénols de grenade en cas de cancer de la prostate avancé est le ralentissement de la métastatisation et de la néoangiogenèse.

Inhibition de la propagation de la tumeur ou de l'invasion tumorale

Les polyphénols de grenade inhibent la propagation de la tumeur et donc, la formation de métastases. Environ 90% de tous les malades souffrant de cancer ne meurent pas de la tumeur primaire mais de ses métastases. La première étape, c'est l'invasion des cellules tumorales, c'est-à-dire l'intrusion des cellules cancéreuses dans les tissus environnants. À cette occasion, les cellules cancéreuses utilisent des enzymes particuliers (les métalloprotéases) pour décomposer et percer le tissu conjonctif environnant (matrice extra-cellulaire). Il est bien connu que le jus de grenade inhibe les métalloprotéases (Ahmed et al., 2005). Dans des études (Albrecht et al., 2004 ; Lansky et al., 2005a et b), les polyphénols de grenade fermentés et non fermentés tout comme l'huile de pépins de grenade montrent un effet inhibiteur évident sur l'invasion des cellules du carcinome de la prostate hormono-sensible et hormono-réfractaire. Les polyphénols fermentés sont les plus efficaces.

Inhibition de la néoangiogenèse

Judah Folkman a été le premier à attirer l'attention sur l'importance de la néoangiogenèse dans le développement de la tumeur. Depuis lors, les inhibiteurs de la néoangiogenèse sont devenus un thème central de la recherche en oncologie. Les polyphénols de jus de grenade fermentés empêchent la formation de nouveaux vaisseaux tumoraux (néoangiogenèse) ; par contre, les extraits d'écorce de fruit sont inefficaces (Toi et al., 2003). D'après une autre étude récente (Sartippour et al., 2008), il est aujourd'hui démontré que les polyphénols de grenade inhibent *in vivo* la néoangiogenèse de carcinomes de la prostate et *in vitro* (dans le cas de cellules du type LNCaP).

Influence sur les voies de signalisation de la cellule et sur l'information génétique

L'effet anti-cancérigène de la grenade n'est pas imputable à un seul mécanisme: au contraire le mélange naturel des composants de la grenade communique pour ainsi dire, subtilement et par divers moyens, avec la cellule et l'information génétique. Ainsi, les polyphénols de grenade peuvent par exemple freiner l'activation des gènes pro-cancérigènes et pro-inflammatoires ou stimuler les gènes anti-cancérigènes. Les cellules tumorales comme les cellules saines communiquent au moyen de voies de signalisation particulières. On sait que les polyphénols de jus de grenade inhibent les voies de signalisation pro-cancérigènes, leurs substances annonciatrices et leurs récepteurs. Elles stimulent ainsi la mort cellulaire naturellement programmée (apoptose), freinent la néoangiogenèse dans les tumeurs et la croissance de la tumeur.

Le groupe de chercheurs du Wisconsin a démontré dans 6 études, comment l'extrait lyophilisé du jus de grenade inhibe le cancer *in vivo* et *in vitro* en influençant la régulation et l'expression des gènes et les nombreuses voies de signalisation anti-cancérigènes (Afaq et al., 2005a et b; Malik et al., 2005):

1 inhibition des voies de signalisation pro-cancérigènes:

- par inhibition de la phosphorylation de MAP kinases, c-met, Akt-kinase, phosphatidylinositol-3- kinases (PI3K),
- inhibition de l'activation de mTOR,
- inhibition des marqueurs de la prolifération cellulaire (par ex. Ki-67 et PCNA),

2 **inhibition des marqueurs de la néoangiogenèse** (par ex. : CD31 et VEGF),

3 **stimulation de l'apoptose** par l'activation accrue des caspases et des gènes suppresseurs de tumeurs (voir témoignage n°5, page 120),

4 régulation du cycle cellulaire :

- par arrêt du cycle cellulaire dans sa phase G0-G1 (effet dose-dépendant),
- induction des gènes WAF1/p21 et KIP1/p27, et par conséquent, inhibition des kinases cycline-dépendantes et stimulation de la régulation cellulaire et de l'apoptose,
- réduction de l'expression des protéines de cycline D1, D2 et E ainsi que des kinases cycline-dépendantes (cdk2, cdk4, cdk6),

5 **inhibition initiale de la cascade de l'inflammation** par inhibition de l'activation du NF-kappaB.

Les résultats ci-dessus proviennent principalement de 2 études réalisées en 2007 au cours desquelles ont été implantés chez des souris des adénomes et adénocarcinomes des poumons : le jus de grenade lyophilisé a réduit la masse tumorale de 62% (après 140 jours) et de 66% (après 240 jours) comparé au groupe contrôle. Des effets semblables ont été constatés sur les cellules pulmonaires cancéreuses humaines sans effet négatif sur les cellules saines.

Amélioration des systèmes de protection antioxydants

Les radicaux libres stimulent l'apparition et la progression du cancer. Les systèmes de protection endogènes de l'homme moderne sont souvent surmenés par la quantité des radicaux libres. Les polyphénols de grenade sont des antioxydants très puissants et peuvent donc prévenir et combattre l'apparition du cancer. Ce sont surtout les effets antioxydants indirects de la grenade par renforcement des systèmes de protection antioxydants endogènes qui sont importants. Le jus de grenade augmente nettement la concentration en L-Glutathion réduit (c'est-à-dire non oxydé), l'antioxydant endogène le plus important de la cellule. Ceci est extrêmement important pour une bonne défense immunitaire. Le prix Nobel, Luis Ignarro, qui a découvert l'importance du monoxyde d'azote pour l'organisme humain, a démontré en 2006 que le jus de grenade augmente la biodisponibilité ainsi que la durée d'action du monoxyde d'azote tout en stabilisant en même temps le radical moléculaire par des mécanismes antioxydants (Ignarro et al., 2006).

Chélation des métaux procarcinogènes, en particulier du cuivre

Les métaux comme le fer, le cuivre, le chrome, le vanadium, le cadmium, l'arsenic et le nickel peuvent stimuler le développement du cancer en fonction de leur concentration, en fabriquant des radicaux libres ayant des effets mutagènes (Valko et al., 2006). Les taux de cuivre dans le sérum sanguin semblent être en forte élévation dans beaucoup de types de cancer et être en corrélation avec le risque de cancer (Wu et al., 2004), sa malignité et le pronostic.

Les taux de cuivre des patients atteints d'un cancer du côlon et de la prostate sont nettement plus élevés que ceux des gens bien portants (Nayak et al., 2003) Le cuivre est nocif pour les cellules, il produit du stress oxydatif et des réactions inflammatoires chroniques entre autres via la voie de signalisation inflammatoire NF-kappaB et la cytokine pro-inflammatoire TNFalpha (Kennedy et al., 1998; Persichini et al. 2006) et stimule la formation de nouveaux vaisseaux tumoraux (Lowndes et Harries, 2005).

Du point de vue thérapeutique, les chélateurs que contient la grenade empêchent l'inhibition de l'absorption du cuivre et réduisent nettement la croissance du cancer de la prostate et la néoangiogenèse dans la tumeur (Brewer et al., 2000).

La catéchine et les acides polyphénoliques présents dans la grenade forment avec le cuivre un complexe cuivre-polyphénols. Ce complexe a un effet pro-oxydatif sur les cellules cancéreuses et les tuent (Azmi et al., 2006; Malik et al., 2003). Comme la concentration en cuivre dans les tissus cancéreux est accrue, ceci pourrait expliquer l'efficacité anti-cancérigène sélective du complexe cuivre-polyphénols sur les cellules cancéreuses (Hadi et al., 2007). Si les cellules tumorales de la prostate présentent par exemple des concentrations en cuivre élevées, on peut provoquer leur apoptose de manière ciblée, par exemple, par la prise d'un complexe de cuivre et d'un antioxydant, le PDCT (pyrrolidindithiocarbamat) (Chen et al., 2005).

La punicalagine, le polyphénol de la grenade quantitativement le plus important au sein du fruit, agit comme un chélateur, entre autres du cuivre et du fer, sans liaison à l'ADN (Kulkami et al.,2007). Le monomère de punicalagine, l'acide ellagique, a des effets semblables comme chélateur du cuivre (Shimogaki et al., 2000) et du nickel (Ahmed et al., 1999). Alors qu'une forte concentration en cuivre dans les carcinomes peut être utile à la thérapie, il est conseillé, en prévention, de réduire un maximum l'assimilation de cuivre par une alimentation appropriée, car ce métal est potentiellement cancérigène (on le trouve par exemples dans les conduites d'eau en cuivre, les amalgames dentaires à fortes proportions de cuivre, préparations à base de cuivre).

Synergie avec les thérapies classiques : la grenade contre les cellules souches du cancer de la prostate ?

La médecine naturelle peut être complémentaire à la médecine officielle dans le traitement de maladies graves. La grenade en est un bon exemple. Les polyphénols de grenade peuvent vraisemblablement renforcer l'efficacité de la chimio et de la radiothérapie par inhibition de l'activation du facteur d'inflammation NF-kappaB et en atténuer les effets secondaires. Le NF-kappaB réprime la mort naturelle des cellules, l'apoptose. Ainsi, les cellules cancéreuses particulièrement agressives, qu'on appelle cellules souches du cancer, deviennent pratiquement immortelles. Ces cellules devenues immortelles grâce au système NF-kappaB peuvent survivre à une chimio ou une radiothérapie. La thérapie cytotoxique **ne sélectionne pratiquement pas les cellules souches** et ne tuent que les cellules cancéreuses « normales ». Mais s'il reste une faible quantité de ces cellules souches, il peut toujours y avoir récidive. Des études portant sur la leucémie de type myéloïde aiguë (AML) ont montré que seul un petit sous-groupe de ces cellules est capable de transmettre la leucémie à d'autres organes. Dans ces cellules souches cancéreuses agressives (Griffin, 2001), le NF-kappaB est continuellement activé. D'après une étude récente (Birnie et al., 2008), la différence la plus nette avec les cellules souches saines est la forte activation de gènes pro-inflammatoires comme l'interleukine 6 et le NF-kappaB dans le cas de cellules souches du cancer de la prostate.

Les polyphénols de grenade combattent ce mécanisme de protection des cellules souches cancéreuses par inhibition de l'activation du NF-kappaB et peuvent ainsi augmenter nettement l'efficacité de la chimio et de la radiothérapie – **c'est la thèse défendue par le docteur L. M. Jacob dans sa thèse de doctorat : l'effet « pro-**

oxydant » du concentré fermenté de grenade lors de chimiothérapie et radiothérapie.

Selon une étude de Lansky et Kawaii (2004), les polyphénols de jus de grenade fermentés ont entraîné la re-différenciation des cellules leucémiques HL-60 en cellules saines ou leur mort (retour en apoptose). Les polyphénols fermentés se sont montrés très efficaces, tandis que l'effet de re-différenciation cellulaire induit par le jus frais était faible. La re-différenciation est une confirmation indéniable des relations décrites ci-dessus selon lesquelles les leucocytes normaux ne se différencient des cellules leucémiques que par l'activation du NF-kappaB.

La recherche s'intéresse de plus en plus aux inhibiteurs d'inflammation et de NF-kappaB, surtout en cas de carcinome hormono-réfractaire de la prostate. Le NF-kappaB joue un rôle très important dans l'apparition du carcinome de la prostate à tous les stades et ce rôle est d'autant plus important que les options thérapeutiques diminuent (Nonomura et al., 2008).

Toutefois, la combinaison du **Docetaxel®**, médicament employé dans la chimiothérapie, et de polyphénols de grenade fortement concentrés n'est à conseiller que sous contrôle médical. L'inactivation du docetaxel se fait via l'enzyme CYP3A4 de la famille des cytochromes P450, dont l'expression est réduite par les polyphénols de grenade. C'est pourquoi les polyphénols de grenade peuvent éventuellement rendre le docetaxel plus efficace chez des patients prédisposés. Les composants antioxydants de la grenade peuvent aussi atténuer les effets secondaires des thérapies conventionnelles : lors d'une chimio- ou d'une radiothérapie, de grandes quantités de radicaux libres sont libérés. Les polyphénols de grenade activent les systèmes de protection antioxydants endogènes dans les cellules saines et peuvent ainsi les protéger contre les effets secondaires de la radio- ou de la chimiothérapie.

Le tout est plus actif que la somme des parties prises individuellement : l'effet Totum

Même si la connaissance des effets des composants de la grenade s'est beaucoup améliorée ces dernières années, il ne serait pas judicieux d'isoler chaque substance pour fabriquer des préparations. Car les substances et les groupes de substances se renforcent mutuellement, de manière synergique, dans leur efficacité.

L'efficacité totale a lieu par la synergie de la somme des composants qui sont :

- **l'ellagitanine et la punicalagine, leur élément constitutif à masse moléculaire basse, l'acide ellagique, et ses métabolites de la flore intestinale,**
- **l'acide gallique et la gallotannine de même que d'autres acides phénoliques (tels l'acide chlorogène, l'acide caféique, l'acide protocatéchine),**
- **les flavonoïdes : anthocyanes** (responsables de la couleur rouge foncé) ; **les phyto-oestrogènes (tels la quercétine, la phlorisidine, la lutéoline, le camphre) ; la catéchine.**

Plusieurs groupes de chercheurs ont démontré que, dans le cas de la grenade, il ne s'agit pas de liaisons chimiques isolées, mais bien plus du jeu d'ensemble et du renforcement mutuel (synergie) de la globalité des composants.

De tels effets synergiques ont été démontrés dès 2005 par Lansky et ses collaborateurs (Lansky et al., 2005a). C'est la raison pour laquelle Lansky déconseille dans une publication (Lansky, 2006) d'utiliser des préparations enrichies à 40% d'acide ellagique, fabriquées à partir de pépins et d'écorce du fruit. D'autant plus que dans ces produits, l'acide ellagique provient la plupart du temps d'extraits de bois chinois (par fermentation aspergillus-niger du bois).

Dans deux autres études (Seeram et al., 2004 ; Adams et al., 2006), il s'est avéré que l'efficacité des composants isolés était la plupart du temps inférieure à celle du jus. Ceci a été démontré pour l'effet anti-inflammatoire et anti-cancérigène. L'équipe de Seeram a constaté que le jus de grenade, structure globale, pouvait empêcher la croissance du cancer du côlon et de la prostate bien mieux que la punicalagine, l'acide ellagique et les extraits de grenade pris séparément. Adams et alii ont remarqué que les polyphénols du jus étaient bien plus efficaces contre les cellules cancéreuses de l'intestin que les extraits d'écorce de fruit. L'aspect synergique des substances végétales est bien connu des nutritionnistes : même dans le cas d'une alimentation saine, la combinaison naturelle, résultat de millions d'années d'évolution, joue un rôle important (par ex. Liu, 2004).

Beaucoup de scientifiques et parmi eux le leader des chercheurs en nutrithérapie, John Milner (Milner, 2004 et 2006) du National Cancer Institute, partent de l'idée que l'efficacité anti-cancérigène des fruits et légumes repose moins sur des effets antioxydants directs des substances végétales que sur l'influence des voies de signalisation, de la communication cellulaire tout comme de l'information et de la régulation génétiques.

Ainsi, les polyphénols végétaux ont un effet positif sur **l'interrupteur de gènes** et servent de cette façon à prévenir le cancer (Fang et al., 2007). Le jeu d'ensemble naturel des composants végétaux influence la communication et les voies de signalisation de la cellule à différents niveaux et est plus doux et plus équilibré dans son efficacité qu'un médicament par exemple. Des antioxydants isolés en quantités inhabituelles pour l'alimentation humaine entraînent souvent une influence unilatérale et peuvent produire un effet pro-oxydant (par ex. Moskaug et al., 2005).

Tant dans la prévention que dans la thérapie nutritionnelle adjuvante dans la cadre du carcinome de la prostate, l'équilibre du récepteur d'androgène, des récepteurs d'oestrogène alpha et bêta, des enzymes détoxifiants de phase-1 et phase-2, les polyphénols de grenade jouent un rôle important comme systèmes de protection antioxydants, anti-inflammatoires et modulateurs des facteurs génétiques.

Dans tous ces domaines, les polyphénols de grenade ont un effet protecteur bénéfique scientifiquement avérés.

Tableau résumé de l'efficacité anti-cancérigène

1 **Diminution de la croissance et de l'invasion tumorales.**

2 **Augmentation de l'apoptose des cellules cancéreuses**, via les caspases et les voies de signalisation mitochondriales.

3 **Activation de la re-différenciation des cellules leucémiques.**

4 **Inhibition des voies de signalisation cancérigènes**, par inhibition de la phosphorylation des kinases MAP, c-met et AKT et de l'activation de mTOR.

5 **Régulation du cycle de la cellule** par arrêt dans sa phase G0-G1, induction des gènes p21 et p27Kip1, réduction de l'expression des protéines de cycline D1, D2 et E et des kinases cycline-dépendantes.

6 **Blocage des enzymes cancérigènes**: Matrix-Metallo-protéases, aromatase et hydroxysteroiddéhydrogénase 17β, ornithine décarboxylase et enzymes CYP.

7 **Diminution de la néoangiogenèse.**

8 **Régulation et inhibition des processus anti-inflammatoires** par inhibition du COX-2, du NF-kappaB, du TNF-alpha et des kinases protéiniques comme le MAPK.

9 **Protection de la cellule contre les radicaux libres par effet antioxydant et augmentation nette du statut antioxydant total**, en particulier du GSH.

10 **Chélation de métaux potentiellement pro-carcinogènes** et formation de complexes minéro-polyphénoliques avec effet anti-cancérigène.

11 **Effet anti-œstrogène** sur le récepteur pro-cancérigène alpha ; inhibition des enzymes-clés formant les oestrogènes, l'aromatase et le hydroxysteroid-déhydrogénase17β ; effet particulièrement anti-œstrogène dans le cas du cancer du sein.

12 Probablement **activation du récepteur d'œstrogène β inhibant la prolifération** par augmentation de la concentration du ERβ-agoniste 3β-adiol par inhibition du Cyp-7B1 (*in vitro*).

13 **Inhibition de la formation d'enzymes producteurs d'androgène et du récepteur androgénique dans le cas d'un carcinome de la prostate**.

14 Probablement **des effets synergiques avec la chimio- et la radiothérapie** par inhibition de l'activation du NF-kappaB et suppression de la résistance à l'apoptose des cellules tumorales.

•••

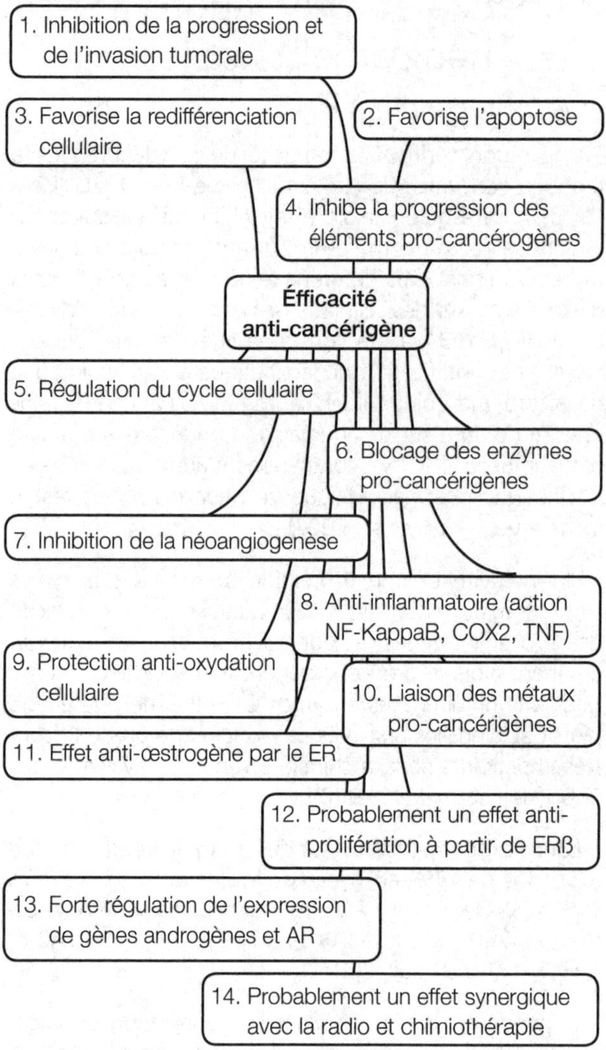
1. Inhibition de la progression et de l'invasion tumorale
3. Favorise la redifférenciation cellulaire
2. Favorise l'apoptose
4. Inhibe la progression des éléments pro-cancérogènes
Éfficacité anti-cancérigène
5. Régulation du cycle cellulaire
6. Blocage des enzymes pro-cancérigènes
7. Inhibition de la néoangiogenèse
8. Anti-inflammatoire (action NF-KappaB, COX2, TNF)
9. Protection anti-oxydation cellulaire
10. Liaison des métaux pro-cancérigènes
11. Effet anti-œstrogène par le ER
12. Probablement un effet anti-prolifération à partir de ERß
13. Forte régulation de l'expression de gènes androgènes et AR
14. Probablement un effet synergique avec la radio et chimiothérapie

Annexe 2 : Interactions avec les médicaments et les enzymes CYP

Une étude vérifiant la capacité du jus de grenade à bloquer l'enzyme clé, la cytochrome-P-45O, (CYP3A) n'a démontré qu'un faible effet inhibiteur. La puissance inhibitrice décroît dans l'ordre suivant : pamplemousses > mûres > raisins > jus de grenade (Kim et al., 2006). Lors d'expérience sur des cellules souches tumorales, une inhibition du CYP3A a été constatée chez les rats, déclenchant une modification de la cinétique pharmacologique de la carbamazépine (Hidaka et al., 2005).Par contre, dans une étude faite sur des humains, on n'a constaté aucun blocage de la CYP3A – contrairement au pamplemousse : la cinétique pharmacologique du Midazolam® est restée inchangée (Farkas et al., 2007).

Une activité et une expression accrues des enzymes cytochromes (enzymes CYP) augmentent la toxicité des procarcinogènes, et donc, le risque de maladies et amènent alors le pronostic négatif. Les substances végétales qui inhibitent les enzymes CYP-45O de phase I ou plutôt activent les enzymes détoxifiants de phase II, sont très importants dans la chimioprévention (Cavalieri et al., 2000 ; Jefcoate et al., 2000).

Lors d'expérimentations sur des souris, le jus de grenade a diminué de 43%, au niveau du foie, le taux des enzymes CYP-45O. De plus, il a été observé un blocage de l'expression de l'ARN messagé (ARN-m) codant pour CYP1A2 et CYP 3A4 (Faria et al., 2007).

Cependant, on n'a pas noté de modification significative des effets du Pentobarbital® sur le temps de sommeil.

Des publications scientifiques rapportent un seul cas d'interaction possible avec une statine. Le patient sous hypolémiants « Ezetimib® » et « Rosuvastatine® », souffrait probablement déjà de myopathie avant de boire 200 ml de jus de grenade (taux de créatine kinase nettement accru de 659 U/L). Les statines et aussi l'Ezetimib® (ezetrol) peuvent provoquer des myopathies et des rhabdomyoloses. L'observation de ce cas isolé ne permet pas de conclure si ce sont les hypolémiants et leur interaction ou leur interaction avec le jus de grenade qui sont responsables de la rhabdomyolyse du patient (Sorokin et al., 2006). Ce cas unique et isolé peut être d'autant plus relativisé que le jus de grenade est considéré depuis le début du 21e siècle comme la boisson santé la plus populaire aux USA, elle est aussi consommée par des patients atteints de maladies cardiovasculaires souvent sous médicaments contre l'hypercholestérolémie.

L'interaction entre le jus de grenade et les médicaments devrait donc être très réduite. Cependant, en cas de disposition génétique particulière, de combinaisons médicamenteuses et d'évolution de la maladie, on ne peut pas exclure d'interactions médicamenteuses comme par exemples avec des anti-arithmiques, des statines, des inhibiteurs du canal du calcium, des suppresseurs d'immunité, des taxanes ou des inhibiteurs de protéase, **mais alors uniquement dans le sens d'un renforcement de leur efficacité.**

•••

Annexe 3 : Pourquoi les polyphénols fermentés sont-ils plus bioactifs ?

Grandes différences de biodisponibilité individuelle

La grenade est à l'heure actuelle le fruit possédant le plus de résultats positifs objectivés par la recherche scientifique. Cependant, l'assimilation de chacun d'entre nous est variable. Par exemple, parmi les « réponses positives » de l'étude de Pantuck (voir page 64), ont été relatées de nettes différences de l'expression des effets, ce que traduisent les fortes variations de 54 à ± 102 mois (Pantuck et al., 2006). Cette variation de réponses ne s'explique pas uniquement par la différence de nature de la tumeur, mais aussi par des capacités métaboliques individuelles à intégrer la biodisponibilité des polyphénols de grenade. Une augmentation de cette biodisponibilité, par exemple, par leur fermentation, permet probablement d'atteindre de bien meilleurs résultats chez des gens qui n'assimilent que modérément ou pas du tout les polyphénols de grenade.

Biotransformation des polyphénols de grenade

Les polyphénols de grenade efficaces sont les flavonoïdes et les ellagitanines comme par exemple la punicalagine et l'acide ellagique. Que ce soit dans le fruit ou dans le jus, ils sont principalement liés à des molécules de sucre. Pour être résorbées et pouvoir déployer leurs effets, il importe que ces liaisons glucosidiques soient scindées et que les grosses molécules soient décomposées en plus petites. Les ellagitanines, très nombreuses dans la grenade (polymères d'acide ellagique à forte masse moléculaire), doivent d'abord être déstructurées lors d'une réaction enzymatique. Ceci est réalisé en grande partie dans le côlon par les enzymes métaboliques des bactéries intestinales. L'acide ellagique est difficilement absorbable et on n'en retrouve que rarement des concentrations significatives dans le sang (Seeram et al., 2006). C'est pourquoi il doit d'abord être transformé en urolithines par la flore intestinale. Ces liaisons plus facilement absorbables participent alors activement à l'efficacité anticancérigène de la grenade, comme des études sur les cellules du carcinome du sein et de la prostate l'ont montrées (Larrosa et al., 2006, Seeram et al. 2007). La formation de ces urolithines, forme active importante des ellegitanines, est différente d'un individu à l'autre. Ce phénomène a été imputé à la qualité individuelle de la composition de la flore du côlon (Cerda et al., 2004; Cerda et al.,2005).

La fermentation améliore la bioactivité

La fermentation procure des effets extraordinairement positifs pour la santé. C'est le paradoxe français, le fait que les Français, malgré, ou à cause, de leur consommation régulière de vin (= jus de raisin fermenté), vivent trois ans de plus que les Allemands ou les Étasuniens et présentent moins de maladies cardio-vasculaires. Au Japon, le soja, qui serait co-responsable tant pour les hommes que pour les femmes d'un facteur de risque de cancer de la prostate et du sein bien plus faible que chez nous, est consommé surtout sous sa forme fermentée (le miso) ce qui augmente nettement la biodisponiblité de ses flavonoides. Le levain (levure et bactéries d'acide lactique) du pain allemand rend les céréales plus digestes.

Plus le système de digestion, l'équipement enzymatique et la qualité du microbiote du côlon sont faibles, plus la pré-fermentation des aliments devient nécessaire parce qu'elle transforme les substances végétales et les rend déjà biodisponibles *ex vivo*. Car finalement ce qui compte ce n'est pas ce que l'on mange, mais ce qui est réellement assimilé dans le sang à partir de l'intestin.

Lors de la fermentation de L. M. Jacob, des microorganismes probiotiques particuliers agissent avec leur spectre naturel d'enzymes sur les polyphénols de jus de grenade. Les microorganismes probiotiques peuvent en partie compenser le manque de performance de notre métabolisme en stimulant la transformation enzymatique des polyphénols de grenade, peu résorbables, en substances biodisponibles et bioactives. Ces microorganismes produisent aussi lors de la fermentation, de nouvelles substances actives, enzymes, vitamines, acides organiques et substances aromatiques.

On a pu démontrer dans une série d'études que les polyphénols de grenade fermentés sont réellement très efficaces : ils présentent sur la croissance des cellules tumorales du cancer du sein un effet inhibiteur deux fois supérieur au jus non fermenté (Kim et al., 2002). En outre, le jus de grenade fermenté bloque la synthèse de l'œstrogène. En ce qui concerne les cellules cancéreuses de la prostate (Albrecht et al., 2004; Lansky et al., 2005a et b), le jus de grenade fermenté a un effet inhibiteur nettement supérieur au jus non-fermenté. Bien mieux que le jus frais, les polyphénols de jus de grenade fermentés ont sensibilisé à nouveau des cellules leucémiques à l'apoptose et ont ouvert la voie à une re-différenciation cellulaire (Kawai et al., 2004). De la même façon, ce sont les polyphénols de jus de grenade fermenté qui ont *in vivo* un effet anti-angiogénèse (Toi et al., 2003).

Les préparations à base de grenades fermentées sont plus efficaces que les jus non-fermentés très certainement pour des personnes qui présentent une dysbiose intestinale ou qui possèdent un équipement enzymatique défectueux. Autre effet secondaire positif : les sucres libres de la pulpe de grenade sont totalement décomposés par la fermentation, ce qui réduit à une valeur presque nulle la teneur en sucre – un plus pour les diabétiques ! Néanmoins, les polyphénols de jus de grenade fermentés ont un goût si prononcé qu'il est préférable de les consommer lyophilisés en gélules.

● Derniers conseils

Les patients qui consomment de l'élixir de grenade ont souvent témoigné d'une amélioration nette de leur bien-être et vérifié de meilleures valeurs lors d'analyse sanguine après seulement 3 mois de consommation. Que l'on ne se méprenne pas : les produits à base de grenade, quels qu'ils soient, ne peuvent remplacer une thérapie classique, néanmoins ils peuvent en renforcer l'efficacité. Ils sont souvent conseillés comme adjuvants des thérapies standards par exemple lors d'un traitement hormonal. Suite aux variations individuelles de la qualité de métabolisation, un renforcement de la qualité de la flore intestinale (prise de probiotiques) est souvent utile pour améliorer la qualité de la résorption, et donc, du résultat attendu.

Choisissez bien votre produit « grenade », c'est important. En effet, si actuellement le fruit est très « mode », celle-ci a pour effet d'alimenter le marché avec toute une série de produits douteux, même frelatés avec d'autres jus et qui annoncent parfois des valeurs anti-oxydantes obtenues à renfort de structures tout à fait étrangères à la grenade. En 4e partie, nous vous fournissons pistes et analyses pour bien choisir.

●●●

Annexe 4 : Le jus de Grenade contre le virus de la grippe

La punicalagine au centre des intérêts

Ce polyphénol antioxydant très abondant dans le jus de Grenade a en effet la capacité d'inhiber le virus de la grippe.

Selon une étude du « Texas Health Science Center » à Houston[1], l'extrait de polyphénols du grenadier (*Punica granatum*) a des propriétés anti-grippales. Ce dernier « inhibe la réplication du virus de la grippe A dans les cellules MDCK ». Pour les 4 polyphénols étudiés, c'est en fait la punicalagine qui est le composant anti-grippal, ce dernier empêchant notamment la réplication de l'ARN du virus. L'étude indique aussi que l'extrait de polyphénols du grenadier combiné à l'oséltamivir, médicament antiviral utilisé pour le traitement et la prévention des grippes A et B et distribué sous la marque Tamiflu, augmente son action anti-grippale.

Selon la Société Française des Antioxydants, « la grenade est l'un des végétaux les plus riches en antioxydants (polyphénols solubles, tanins, anthocyanes) qui détruisent les espèces réactives et aident, ainsi, à protéger l'ADN contre diverses dégradations à l'origine de nombreuses pathologies sévères comme les maladies cardio-vasculaires et le cancer ».

1. Étude : « Pomegranate (Punica granatum) purified polyphenol extract inhibits influenza virus and has a synergistic effect with oseltamivir. » University of Texas Health Science Center at Houston, USA ; Texas Heart Institute, 6770 Bertner Ave., MC 2-255, Houston, TX 77030, USA.

« L'extrait de polyphénols du grenadier (Punica granatum) inhibe le virus de la grippe et montre un effet synergique avec l'oseltamivir

Les épidémies de grippe causent de nombreux morts et des millions d'hospitalisations chaque année. En raison de l'émergence inquiétante de résistances aux médicaments anti-grippe, il est nécessaire d'identifier de nouvelles molécules antivirales naturelles. Nous avons testé l'hypothèse selon laquelle l'extrait de polyphénols de la grenade (PPE) aurait des propriétés anti-grippales. En utilisant la PCR[2] en temps réel, le test de la plaque, et le DICT 50%[3] hémagglutination indirecte, nous avons montré que les PPE suppriment la réplication du virus grippal A dans les cellules MDCK[4]. Le PPE inhibe l'agglutination des globules rouges de poulet (CCR) par le virus de la grippe et virucide. Les conditions de croissance d'un cycle ont indiqué qu'indépendamment de l'effet virucide, le PPE inhibe également la réplication virale de l'ARN. Le PPE n'a pas modifié la pénétration de la ribonucléoprotéine (RNP) du virus dans le noyau ou le transfert de la RNP du virus à partir du noyau vers le cytoplasme des cellules MDCK. Nous avons évalué quatre polyphénols majeurs dans l'PPE (acide ellagique, acide caféique, lutéoline et punicalagine) et démontré que la punicalagine est le composant efficace, anti-grippe du PPE. La punicalagine a bloqué la réplication de l'ARN du virus, inhibé l'agglutination du RBC[5] de poulet par le virus et montre des effets virucide. En outre, la combinaison du PPE et de l'oseltamivir, par effet de synergie, accroit l'effet anti-grippe de l'oseltamivir. En conclusion, in vitro, le PPE inhibe la réplication de

---

2. Réaction en chaîne de polymérisation de la polymérase (de l'anglais polymerase chain reaction), méthode de biologie moléculaire d'amplification d'ADN *in vitro*.
3. Dose infectieuse 50 % en culture de tissu sensible.
4. Madin–Darby Canine Kidney (épithélium de rein de chien).
5. RBC = Red blood cells = globules rouges.

la grippe humaine A / de Hong Kong (H3N2). Les extraits de grenade devraient être en plus étudiés quant à leurs potentiels thérapeutique et prophylactique, en particulier contre les épidémies de grippe et les pandémies. »

M. Haidari, M. Ali, Samuel Ward Casscells III, M. Madjid.

Université de Health Science Center à Houston au Texas, États-Unis ; Institut de cardiologie au Texas, 6770, avenue Bertner., 2-255 MC, Houston, TX 77030, États-Unis.

PMID : 19586764 [PubMed - comme fourni par l'éditeur].

Texte original :

« *Pomegranate (Punica granatum) purified polyphenol extract inhibits influenza virus and has a synergistic effect with oseltamivir*

Influenza epidemics cause numerous deaths and millions of hospitalizations each year. Because of the alarming emergence of resistance to anti-influenza drugs, there is a need to identify new naturally occurring antiviral molecules. We tested the hypothesis that pomegranate polyphenol extract (PPE) has anti-influenza properties. Using real time PCR, plaque assay, and TCID 50% hemagglutination assay, we have shown that PPE suppresses replication of influenza A virus in MDCK cells. PPE inhibits agglutination of chicken red blood cells (cRBC) by influenza virus and is virucidal. The single-cycle growth conditions indicated that independent of the virucidal effect PPE also inhibits viral RNA replication. PPE did not alter virus ribonucleoprotein (RNP) entry into nucleus or translocation of virus RNP from nucleus to cytoplasm in MDCK cells. We evaluated four major Polyphenols in PPE (ellagic acid, caffeic acid, luteolin, and punicalagin) and demonstrated that punicalagin is the effective, anti-influenza component of PPE. Punicalagin blocked replication of the virus RNA, inhibited agglutination of chicken RBC's by the virus and had virucidal effects. Furthermore, the combination of PPE and oseltamivir synergistically increased the anti-influenza effect of oseltamivir. In conclusion, PPE inhibited the replication of human influenza A/Hong Kong (H3N2) in vitro. Pomegranate extracts should be further studied for therapeutic and prophylactic potential especially for influenza epidemics and pandemics. »

M. Haidari, M. Ali, Casscells Ward S 3, M. Madjid.

University of Texas Health Science Center at Houston, USA; Texas Heart Institute, 6770 Bertner Ave., MC 2-255, Houston, TX 77030, USA.

PMID: 19586764 [PubMed - as supplied by publisher].

Moyens naturels contre la pandémie de la grippe

Les microaliments et les polyphénols de grenade combattent les virus et l'inflammation

La grippe A/H1N1 est, d'après l'OMS, la première pandémie du siècle nouveau. Au début du mois de juin 2009, l'épidémie globale a été élevée au plus haut niveau d'alarme par l'OMS. C'est en 1968 que l'OMS a attribué cette classification pour la dernière fois. Dans les média, on entend parler, d'une part, de dépenses gigantesques pour des vaccins à venir. D'autre part, on ne rapporte jusqu'à présent que des évolutions bénignes. Comment combiner cela ? Que doit-on faire pour se protéger de manière efficace ?

La nouvelle grippe, qui est aussi appelée à tort grippe porcine, est causée par une nouvelle souche de virus du sous-groupe A (H1N1). Le virus est une combinaison de deux virus porcins, d'un virus aviaire et d'un virus humain. En 1918, des millions de gens sont morts de la grippe espagnole, dont l'agent pathogène est un ancêtre du virus H1N1 actuel. Pour ce qui concerne le virus pandémique de la grippe 2009, il s'agit d'un nouveau virus : le système immunitaire de la plupart des hommes n'a encore jamais été confronté à ce virus et n'offre aucune protection contre la maladie. C'est pourquoi, d'après l'Office Fédéral Suisse de la Santé, un accès de pandémie pourrait provoquer cinq fois plus de malades qu'une grippe saisonnière. Chez la plupart des malades, la grippe pandémique (H1N1) n'entraîne que des symptômes légers à moyennement graves. Lors d'une évolution typique, il s'agit d'une maladie aigue des voies respiratoires accompagnée d'une température supérieure à 38°, souvent de maux de gorge, d'une toux sèche ou d'éternuements, de céphalées, de douleurs musculaires ou articulaires, d'une grande fatigue ou d'un manque d'appétit. Ce qu'il y a de nouveau dans la grippe pandémique (H1N1) 2009, c'est que, chez les enfants surtout, on note souvent des symptômes en plus, comme des nausées, des vomissements ou de la diarrhée, mais aussi que les gens plus jeunes sont plus sujets à une infection (Jeeninga et al.,2009). Au Mexique, les autorités sanitaires ont eu leur attention attirée sur le début de l'épidémie après la déclaration d'un grand nombre de pneumonies chez des personnes jeunes. Des personnes âgées de 30 à 44 ans étaient nettement plus souvent atteintes par des évolutions graves que lors d'une grippe saisonnière. Un risque accru de complications semble exister chez les personnes souffrant de maladies respiratoires chroniques, chez les femmes enceintes et les jeunes enfants. Les cas mortels suite à la grippe pandémique (H1N1) augmentent que ce soit en Amérique ou en Europe. Les virus Influenza ont la propriété de pouvoir muter facilement. La grippe espagnole elle aussi, a été observée à l'été 1918 sous une forme relativement légère. Pendant l'automne/l'hiver de 1918 il y en a eu une vague avec un agent pathogène bien plus dangereux et plus agressif. C'est pourquoi la plus grande crainte des épidémiologistes est que les deux virus pandémiques (le très agressif virus H5N1 de la grippe aviaire et le nouveau virus H1N1 très infectieux) se rencontrent et se recombinent. Le résultat pourrait alors combiner la faible transmission de l'agent pathogène H1N1 avec le taux de mortalité élevé et l'évolution grave du H5N1.

Avalanche de cytokines – le vrai danger dans le cas d'une infection grippale

La grippe espagnole a été causée par un dérivé inhabituellement virulent du virus de la grippe (sous-type A/H1N1) et a entraîné la mort de 25 à 50 millions de personnes. Une particularité de la grippe espagnole, c'est que ce sont surtout des personnes âgées de 20 à 40 ans qui y ont succombé. Dans le journal spécialisé « Viral Immunology », des scientifiques donnent une réponse possible à la question de savoir pourquoi le virus muté de la grippe porcine atteint justement de jeunes adultes au système immunitaire fort (Woodland, 2009). D'après eux, les segments de gènes contenus dans le virus de la grippe aviaire H5N1 provoquent une « avalanche de cytokines ». Au cours de cette hyperréaction du système de défense, énormément de cytokines (substances annonciatrices de l'inflammation), qui entraînent une réaction inflammatoire massive, sont libérées. Des conséquences dramatiques sont, entre autres, l'œdème du poumon et des dyspnées aiguës avec, dans le pire des cas, une issue fatale. Très vraisemblablement, cette hyperréaction du système immunitaire serait responsable du fait qu'il y ait eu parmi les victimes de la grippe aviaire (par ex. de Jong et al., 2006) et de l'épidémie de SARS beaucoup de jeunes gens au système immunitaire fort qui sont particulièrement peu résistants à une « avalanche de cytokines » (hypercytokinémie).

Dans beaucoup de cas, la pandémie de grippe se déroulera d'une manière relativement bénigne, mais si une avalanche de cytokines libérées (forte fièvre, grande fatigue, forte sensation de malaise, le cas échéant dyspnées, nausées) apparaissait, il faudrait traiter de façon urgente et consulter un médecin.

La grenade agit contre les virus ET l'avalanche de cytokines

Dans l'ensemble il ne s'agit donc pas en cas d'infection grippale en première ligne d'un renforcement de l'immunité qui pourrait entraîner une avalanche encore plus forte de cytokines libérées, mais bien d'une neutralisation du système immunitaire, et de la lutte contre le virus. Les plantes qui agissent comme antiviral et anti-inflammatoire sont particulièrement intéressantes parce qu'elles aident non seulement à tenir le virus en échec mais aussi à atténuer la réaction immunitaire virulente en cas d'infection. Dans ce cas, les polyphénols de grenade, (les substances actives particulières de la grenade) sont très prometteurs. L'effet anti-inflammatoire des polyphénols de grenade est connu depuis des millénaires grâce à l'ayurveda indien (médecine naturelle de l'Inde ancienne). L'effet fortement anti-inflammatoire de la grenade et des polyphénols fermentés de ce jus repose sur l'inhibition des enzymes d'inflammation (cyclooxygénase 2, MAPK-Kinase et matrixmetalloprotéase) et des substances porteuses d'inflammation comme le NFkappaB, TNF-alpha, l'interleukine 6 et 8 (Shukla et al., 2008 a et b; Rasheed et al.,

2009 ; Khan et al., 2007 a et b, Syed et al., 2006 ; Huang et al. 2005 ; Ahmed et al., 2005 ; Afaq et al.,2005 a et b ; Schubert et al.,1999 et 2002). Le NF-kappaB (facteur nucléaire kappaB) est une molécule centrale de coordination dans le système immunitaire qui règle l'expression de presque 400 gènes différents, en particulier les molécules pro-inflammatoires.

Non seulement l'avalanche de cytokines, mais même la reproduction des virus Influenza dépend beaucoup de l'activation de la voie de signalisation NF-kappaB (Wurzer et al., 2004). Les virus Influenza ont utilisé cette voie de signalisation pour leur propre reproduction. Le NF-kappaB renforce tant la mort naturelle de la cellule (apoptose) pendant une infection que la diffusion du virus. Par l'inhibition du NF-kappaB, la réplication du virus peut être freinée *in vitro* et *in vivo* (Mazur et al., 2007). Ceci représente un nouveau point de départ de la thérapie antivirale (Ludwig et Planz, 2008).

Inflammations, stress oxydatif et naissance de virus tueurs

Les inflammations renforcent très fort le stress oxydatif qui est la raison principale de la mutation des virus, de virus de grippe bénins à virus tueurs agressifs. Les substances protectrices antioxydantes comme par exemple le sélénium (Nelson et al., 2001) combattent ces mutations. De même, le potentiel antioxydatif élevé des substances actives de la grenade offre ici un facteur de protection essentiel contre les conséquences mutagènes dommageables d'une forte inflammation aiguë.

La consommation hebdomadaire de 50 ml par jour de concentré de jus de grenade a déjà amélioré le statut antioxydant total (TAS) de 9% chez les humains (Aviram et al., 2000). Après un an de consommation, le statut antioxydant total a grimpé de 130% (Aviram, 2004). Les polyphénols agissent comme des bio-catalyseurs et des régulateurs cellulaires en intervenant par le truchement d'un récepteur dans les voies de signalisation de la cellule et en provoquant des modifications dans l'expression des gènes de la cellule via des interrupteurs épigénétiques. Des gènes antioxydants sont activés et l'activation de gènes proinflammatoires est inhibée. Le potentiel antioxydant de la grenade se manifeste entre autres dans la protection antioxydative du cœur (par ex. Sumner et al., 2005), des vaisseaux (par ex. Aviram et al. 2004), du cerveau et du système nerveux (par ex. Loren et al.,2005 ; Hartmann et al., 2006), du foie (Kaur et al., 2006 ; Toklu et al., 2007), de la muqueuse de l'estomac (Ajaikumar et al., 2005) et de la puissance sexuelle masculine (Azadoi et al., 2005 ; Türk et al., 2008).

Le L-glutathion réduit (GSH) est l'antioxydant intracellulaire le plus important qui est essentiel pour la défense immunitaire. On a montré dans des études cliniques que les polyphénols de grenade augmentent nettement la concentration GSH intracellulaire, ainsi par exemple, pour les macrophages (par ex. 71% d'augmentation de GSH pour les diabétiques ; Rosenblat et al., 2006) dans les plaques d'artériosclérose (par ex. 250% d'augmentation de GSH dans la carotide ; Aviram, 2004). La combinaison à l'acétylcystéine- L est judicieuse aussi. Celle-ci n'est pas seulement un mucolityque connu depuis longtemps dans le cas de maladies des voies respiratoires, de plus, elle a une action antioxydante et améliore le statut GSH.

Le monoxyde d'azote joue un rôle important et ambivalent dans les infections, d'une part, il empêche la reproduction des virus (par ex. Guus et al.,1999) ; d'autre part, il peut causer des dommages à la cellule par la formation de radicaux libres et favoriser le déclenchement d'une pneumonie virale (Akaike et al., 1996). Les polyphénols de grenade stabilisent le monoxyde d'azote et empêchent sa dégradation en radicaux NO dangereux, comme l'a découvert Louis Ignarro (Ignarro et al.,2006), prix Nobel et découvreur des fonctions biologiques du monoxyde d'azote.

Les polyphénols de grenade tuent les virus Influenza et améliorent l'effet des médicaments anti-grippe

Les polyphénols de grenade ont des effets antiviraux et antimicrobiens intéressants. Le fruit contient des substances qui inhibent les virus VIH-1 (Neurath et al.,2004 et 2005), les plasmodes de la malaria, un grand nombre de bactéries (Reddy et al., 2007), et en particulier, les virus influenza de la grippe.

Une étude actuelle (Haidari et al., 2009) prouve ce qui est connu depuis longtemps dans l'ethnomédecine : les polyphénols de grenade tuent les virus de la grippe ; de plus, ils inhibent la réplication des virus à ARN Influenza-A et l'agglutination d'érythrocytes par le virus de la grippe. La combinaison avec de l'oseltamivir (tamiflu®) a montré une augmentation synergique de l'efficacité du médicament.

L'efficacité des polyophénols de grenade provenant de la pulpe du fruit est d'ailleurs la plus haute quand elles sont fermentées et quasi « prédigérées » par des micro-organismes probiotiques. Les composants de la cellule de ces micro-organismes modulent de surcroît le système immunitaire.

On a prouvé que les baies de sureau riches en anthocyanes ont aussi des effets antiviraux contre les souches de virus Influenza-A les plus variées. Ainsi dans des études cliniques (Zakay-Rones et al., 1995 ; Zakay-Rones et al., 2004), on a pu diminuer de moitié la durée de la maladie et en atténuer nettement les symptômes.

L'application locale dans l'espace gorge-pharynx, la porte d'entrée la plus importante pour les virus de la grippe, est particulièrement efficace. C'est pourquoi les gouttes (par ex. le Grana*imun* de Dr. Jacob's®) s'imposent comme présentation puisqu'elles permettent une répartition optimale des substances actives et la concentration locale la plus élevée.

Le manque de soleil ouvre un chemin à la grippe : la vitamine D comme régulateur central de l'immunité

C'est toujours dans les mois qui suivent le passage de l'été à l'hiver que les épidémies de grippe sont les plus fréquentes et l'évolution de la maladie la plus grave. Cannel et ses collaborateurs ont écrit là–dessus des articles à conseiller (2006) parce qu'ils font un tour d'horizon. La concentration de la vitamine D dépend surtout de la lumière solaire. Dans le cas de la grippe espagnole de 1918, ce fut frappant aussi : plus le rayonnement UVB était élevé, moins il y avait de cas mortels.

Les données actuelles confirment l'importance centrale de la vitamine D pour le système immunitaire et sa régulation (Adams et Hewison, 2008), comme en particulier pour la défense contre les maladies infectieuses (Zasloff, 2006). Les observations ont été si convaincantes que le terme « vitamine antibiotique » a été utilisé (Raloff, 2006). Dans une étude randomisée et contrôlée portant sur 3 ans, l'administration de vitamine D a entraîné une diminution toujours plus forte des symptômes de grippe et de rhume en fonction de la dose chez les femmes en post ménopause. Dans le cas de doses assez élevées (2000UI/jour), elles développaient pratiquement plus d'infections grippales ou de rhinites. Notons que 800 UI font déjà baisser la fréquence de la maladie de façon drastique : la multiplication saisonnière des infections a été supprimée par les deux doses, ce qui explique qu'il y avait aussi rarement des infections en hiver qu'en été (Aloia et al., 2007).

Le mécanisme d'efficacité semble agir via deux chemins : d'une part, la capacité des cellules épithéliales à mieux se défendre localement contre les virus et les bactéries par la production de peptides antimicrobiens endogènes comme la cathelicidin LL-37, est nettement augmentée par la vitamine D. Ceci est très important dans le cas de l'influenza parce que l'infection bactérienne secondaire (surtout les pneumonies) est souvent la cause des complications les plus graves et de la majorité des cas mortels. D'autre part, les parties de la réponse immunitaire (par ex. les cytokines, l'interféron et le TNFalpha, l'interleukine12), qui sont responsables de symptômes d'inflammation aigus et de l'avalanche de cytokines tellement redoutée dans le cas de l'influenza, sont atténuées de façon ciblée (Helfrich et al., 2007).

Zinc et sélénium – le duo efficace dans la défense immunitaire

À côté de la vitamine C, ce sont surtout les oligoéléments zinc et sélénium qui sont d'une importance essentielle pour la défense immunitaire. La grande importance du zinc (par ex. Mocchegiani et al., 1999) et du sélénium (par ex. Arthur et al., 2003 ; Bellinger et al., 2003) pour le système immunitaire a été bien démontrée. La combinaison de zinc et de sélénium améliore entre autre la défense immunitaire humorale chez les personnes âgées après une vaccination contre la grippe (Mocchegiani et al., 2008). Une carence en zinc et sélénium a des répercussions négatives sur une réponse immunitaire efficace à des infections virales (pour le zinc : Mocchegiani et al., 1999 ; pour le sélénium : Beck et al., 2007). C'est surtout chez les personnes âgées que cette carence semble être fréquente (environ 50%), les deux oligoéléments sont essentiels pour le nombre et le fonctionnement des cellules tueuses naturelles qui jouent un rôle central dans la défense contre les cellules cancéreuses et les cellules infectées par des virus (Ravaglia et al., 2000).

Le zinc est un composant de plus de 300 enzymes et soutient le système immunitaire humoral et cellulaire dans sa lutte contre les virus et les bactéries. Le zinc atténue et raccourcit nettement les douleurs des refroidissements, comme le montrent des études (par ex. Hulisz, 2003; Prasad et al., 2000). Dans le cas de virus du rhume et de la grippe, il s'agit de virus à ARN.

D'après le DGE, le zinc fait cependant partie de ce que l'on appelle les substances actives « critiques », c'est-à-dire qu'il existe dans le monde entier, et particulièrement dans les pays industrialisés, un déficit qui concerne au moins le tiers de la population. Des groupes à risques particuliers, avant tout les enfants, les personnes âgées ou malades et les diabétiques souffrent souvent des conséquences d'un manque de zinc, comme par exemples, défenses immunitaires faibles, rhumes fréquents, épuisement, mauvaise cicatrisation, maladies de la peau, problèmes d'ongles et de cheveux. Au cours de la vieillesse, on observe souvent un manque latent de zinc et une inflammation rampante ce qui diminue la performance immunitaire et entraîne plus d'infections et de maladies auto-immunes. Le zinc soutient l'équilibre des cellules aidantes TH-1 et TH-2 et atténue une avalanche de cytokines libérées lors des infections. Car une supplémentation modérée en zinc fait baisser la libération exagérée de cytokines. Contrairement aux inhibiteurs d'inflammation classiques, le zinc ne réprime pas le système immunitaire, mais améliore sa réaction lors de maladies infectieuses (Kahmann et al., 2008). Le zinc inhibe l'activation exagérée du NF-kappaB, qui joue un rôle important dans le déclenchement du diabète et des maladies virales (Ho et al., 2001).

Une carence en zinc entraîne donc un dysfonctionnement des défenses immunitaires humorales et cellulaires et augmente le manque de résistance aux infections. Une supplémentation en zinc diminue la fréquence des infections virales et des dommages cellulaires à la suite de stress oxydatif (Tuerk et al., 2009).

Une supplémentation préventive en zinc diminue nettement chez les enfants (de plus de 12 mois) la fréquence des diarrhées et des maladies des voies respiratoires, elle diminue la mortalité et accélère la croissance. Dans le domaine thérapeutique, elle réduit la fréquence, la durée et la gravité des diarrhées (Brown et al., 2009). C'est surtout important pour la « grippe porcine » qui chez les enfants s'accompagne souvent de diarrhées et de vomissements.

C'est surtout en hiver et lors d'un risque accru d'infection qu'il est judicieux de compléter les réserves de zinc du corps en en donnant 10 à 15 mg par jour. Toutefois un apport en zinc n'est la plupart du temps pas nécessaire pendant toute l'année et ne devrait pas être exagéré.

Le sélénium est un oligoélément vital et indispensable au bon fonctionnement du système immunitaire (Arthur et al., 2003). En tant que partie de l'enzyme peroxydase du glutathion, il protège par exemple les granulocytes, les neutrophiles (phagocytes) contre les radicaux libres qu'ils produisent eux-mêmes pour tuer les agents pathogènes – ce n'est qu'ainsi que les cellules immunitaires peuvent rester en état de fonctionner. Le sélénium aide à la détoxification des métaux lourds nocifs comme le plomb et le mercure. Il a des effets qui stimulent la défense et inhibent virus et cancers.

Le manque de sélénium est fréquent surtout chez les fumeurs et nocif pour la défense immunitaire. À cause de la dernière glaciation, les surfaces cultivables sont pauvres non seulement en iode mais aussi en sélénium. C'est pourquoi les produits agricoles, les céréales, et par conséquent, aussi les produits animaux en Allemagne sont à peine capables de couvrir le besoin de sélénium. Sont riches en sélénium, par exemple, les noix de Brésil et les noix de coco. Les diététiciens qualifient les réserves de sélénium dans l'organisme d'inférieures à ce qu'elles devraient être. Elles sont simplement insuffisantes pour une défense contre les rhumes, car les refroidissements augmentent le besoin en sélénium. Dans le cas de carences en sélénium, le manque de résistance aux infections est plus grand, les évolutions de la maladie plus graves et le génome viral mute vers une virulence accrue (Louria, 2007 ; Beck, 2007 ; Jaspers et al., 2007). Il est frappant que le virus très agressif de la grippe aviaire ait pu se répandre surtout dans des régions où régnait un manque de sélénium. Parmi celles-ci, on trouve surtout l'Europe, les USA, le Canada, l'Asie (surtout la Chine) et l'Asie du sud-est.

Vraisemblablement le sélénium peut même aider à empêcher qu'une souche de virus Influenza ne change son génome vers plus d'agressivité, comme c'est nécessaire pour une pandémie avec un taux élevé de mortalité. Les radicaux libres peuvent faire en sorte que les virus Influenza et autres virus à ARN mutent en variantes plus dangereuses ou – actuel scénario d'épouvante des épidémiologistes – que le virus H5N1 de la grippe aviaire et le nouveau virus H1N1 se recombinent pour former un nouveau virus hautement infectieux et agressif. Le sélénium et d'autres substances actives sur le plan antioxydatif pourraient combattre cela (Nelson et al., 2001). Une prise durable à long terme de 200 mcg de sélénium et plus ne devrait avoir lieu qu'après qu'une carence a été diagnostiquée. Des doses plus faibles passent pour ne présenter aucun risque.

Pour les substances actives que nous venons de décrire, on dit qu'une utilisation locale à la porte d'entrée principale de l'infection, donc dans l'espace gorge-nez-pharynx, est très judicieuse. C'est pourquoi les pastilles ou les gouttes conviennent particulièrement bien.

À l'aide d'une combinaison de polyphénols de grenade fermentés, de baies de sureau, de vitamine D, de zinc et de sélénium, on prévient les maladies inflammatoires. Au cas où on tombe quand même malade, on peut compter sur une évolution plus douce de la maladie. De plus, on entreprend en général quelque chose de bon pour la santé. Car les substances vitales soutiennent aussi la santé du système cardio-vasculaire.

Dans beaucoup de cas, la grippe porcine évolue de façon relativement bénigne. On peut empêcher son apparition ou la soulager grâce aux substances vitales et par l'hygiène de vie. Si une avalanche de cytokines est libérée (forte fièvre, grande fatigue, forte sensation de malaise, le cas échéant dyspnées, nausées) ou une pneumonie apparaissaient, il faut consulter un médecin dans les plus brefs délais.

●●●

PARTIE 3

TÉMOIGNAGES

Témoignage 1 : watchfull waiting

Un patient de 69 ans souffrant d'un cancer de la prostate (T2b, score de Gleason 4) raconte : « Dans le cadre d'un examen préventif, il a été constaté en 2001 que mon taux de PSA avait été multiplié par 3. Le 21 décembre 2001, j'ai appris que j'avais un cancer de la prostate. Peu après, j'ai été traité à l'hôpital par ultrasons focalisés de haute intensité. Jusqu'en mai 2001, deux autres interventions ont été nécessaires. Pendant cette période, le taux de PSA variait entre 0,01 et 0,06.

De février à novembre 2006, le taux de PSA est passé de 0,06 à 0,25. Mon urologue a parlé de récidive PSA. Sur un forum, j'ai découvert l'Élixir de grenade.

Depuis la mi-janvier 2007, j'en prends deux fois par jour une cuillère à soupe, mes taux actuels sont de 0,26 et sont restés stables de mars à juin. En outre, je suis étonné et heureux de constater que mon profil lipidique s'est amélioré. »

	28/11/06	12/04/07	26/06/07
Cholestérol total	219	231	203
Cholestérol HDL	37	40	35
Cholestérol LDL	137	156	120
Triglycérides	202	183	167

Témoignage 2 : blocage hormonal

Un patient de 77 ans, chez qui a été diagnostiqué un cancer de la prostate en novembre 2006 suite à une biopsie (3 prélèvements sur 12 positifs, score Gleason de 6) a commencé à prendre une cuillère à soupe d'Élixir par jour dès la 2e quinzaine de janvier 2007. À partir de janvier, il a reçu aussi des piqûres de Trenantone®.

Il raconte : « Atteint d'un cancer de la prostate, mon taux de PSA était début 2007 de 10,95. Bien que mon médecin traitant ne m'ait pas expressément recommandé l'Élixir de grenade, j'ai décidé d'en prendre. Mon taux de PSA a été remesuré il y a peu. Il est de 0,21 ! Même mon médecin traitant en a perdu son latin. Je remercie le ciel d'avoir découvert l'Élixir.

Entre-temps, je continue de prendre régulièrement l'Élixir de Grenade et mon taux de PSA a continué de baisser et est actuellement de 0,007. »

Témoignage 3 : diminution du Taux de PSA

Après une radiothérapie, plusieurs interventions chirurgicales et un traitement hormonal de 12 mois (interrompu à causes d'effets secondaires), un patient de 62 ans a commencé à prendre tous les jours de l'Élixir de grenade et ce, dès avril 2007. Son taux de PSA est descendu à moins de 0,01 et est resté stable jusqu'au dernier contrôle en automne 08. « Depuis ce moment le taux de PSA est tombé au-dessous de 0,01 et ni moi ni mon épouse n'avons eu de refroidissements ou grippes. Je ne peux que dire que c'est un produit miracle et espère que cela continuera. » Et il ajoute : « Chez cinq de mes amis atteints eux aussi d'un cancer de la prostate et qui prennent de l'Élixir de grenade de Dr. Jacob's®, il y a eu diminution et/ou stabilisation du taux de PSA. Après une opération du cancer de l'intestin et plusieurs cycles de chimiothérapie, l'appétit et la sensation de bien-être se sont même beaucoup améliorés chez l'un d'entre eux. »

Attention : il vaut mieux prendre l'Élixir après une évolution du taux de PSA. Une diminution ou un ralentissement du temps de doublement du taux de PSA est une preuve de l'efficacité du traitement. S'il n'y a pas d'amélioration, on peut opter pour les polyphénols de grenade fermentés à 100% disponibles en gélules accompagnés d'un renfort de probiotiques.

S'il n'y a toujours pas d'effet, ça ne vaut pas la peine de continuer. On peut s'attendre à un effet positif dans plus de 80% des cas.

Témoignage 4 : synergie avec la thérapie

Le patient (né en 1938) souffre depuis 1996 d'un carcinome de la prostate avec métastases, d'abord dans le petit bassin puis dans la moelle osseuse. Il a suivi le traitement suivant :

1 chimio 08/2005-11/05 : 25 mg/m² de surface corporelle de doxetacel plus Bevacizumab® (5 mg/kg/KG) diminution modérée du taux de PSA de 349 à 235 mcg/l,

2 chimio 07/2006-02/2007 : 25 mg/m² de surface corporelle de doxecatel et Bevacizumab® (5 mg/kg/KG plus 20 ml d'Élixir de grenade (environ 500 mg de polyphénols). Diminution du taux de PSA de 1185 à 140 mcg/l. Ensuite, entretien avec Estramustin®/Etoposid®/Cyclophosphamid® et Élixir de grenade.

Le patient a très bien supporté les chimios en combinaison avec l'Élixir de grenade.

Arrêt de la chimio d'entretien le 05/08. Arrêt de la prise d'Élixir à partir de juillet 2008.

Ensuite remontée nette du taux de PSA de 262 mcg/l (juillet 08) à 2208 mcg/l (janvier 2009).

Nouveau cycle de chimio (doxecatel plus Bevacizumab®) et nouvelle prise d'Élixir (10 ml) et de jus de grenade fermenté lyophilisé (4 x 500 mg) à partir du 02/09. Depuis le 02/09, prise de poudre de citrates avec le DUO VITAL (Ré-Énergetik + Formule Alcalinisante utilisés pour la stabilisation de la densité osseuse et élimination de l'acide lactique tumoral), colostrum et enzymes. Nette amélioration du sentiment de bien-être subjectif.

Attention : la synergie possible des polyphénols de grenade et des radio- et chimiothérapies constitue certainement un domaine d'investigation au potentiel important pour la recherche scientifique. Les polyphénols de grenade pourraient d'une part, atténuer les effets secondaires sur les cellules saines, et d'autre part combattre la résistance à l'apoptose des cellules cancéreuses activées par le NF-kappaB en les rendant plus sensibles à la radio- et à la chimiothérapie. Cependant, la combinaison chimio/polyphénols ne devrait avoir lieu qu'en accord avec le médecin traitant bien informé de l'effet pro-oxydant du concentré fermenté de grenade, Élixir ou GranaProsan.

Témoignage 5 : jus de grenade fermenté et cancer de prostate, baisse du PSA

Depuis 2005, je vis (51 ans) avec un cancer de la prostate opéré (score Gleason 9 avec infiltration des lobes de part et d'autre). J'ai essayé le jus de grenade en 2008, il n'a eu aucun effet sur mon taux de PSA. Depuis 6 mois, je fais du jogging tous les 2 jours et je prends ensuite des douches froides. Cela a ralenti le temps de doublement du PSA de 20%. Depuis 4 mois, je prends du jus de grenade fermenté et lyophilisé en gélules (augmenté de sélénium et de quelques vitamines, le Granacor). Cette combinaison a donné de bons résultats :

- le premier mois, le temps de doublement du PSA est passé de 120 à 600 jours,
- le deuxième mois, j'ai fait un refroidissement, le temps de doublement du PSA est alors tombé de 120 à 70 jours,
- le troisième mois, j'étais guéri, le temps de doublement du PSA est remonté à 300 jours,
- le quatrième mois, ce temps est monté à 6200 jours (avec une augmentation minimale du taux de PSA de 4,89 à 4,91 ng/ml).

Ma tension est restée relativement basse depuis que je pratique le jogging.

Témoignage 6 : renforcement de l'immunité, VIH

Depuis novembre 81, je suis VIH-positif et malade depuis 1998. Grâce à une bonne compliance, ma santé est pourtant encore relativement bonne. Le fait que je sois infirmier diplômé avec une spécialisation en diététique me donne peut-être quelques avantages.

Cependant, depuis 5 ans mes cellules aidantes CD4 oscillent de 80 à 270 par mml de sang et mes CD8 étaient passées à 1800 par mml de sang (les taux normaux s'élèvent à 600-1000 par mml pour les CD4 et 150-400 par mml de sang pour les CD8). Et je souffrais d'une charge virale non démontrée (plus petite que 50 copies).

Il y a 7 semaines, j'ai commencé une cure de grenades. J'ai pris 2 fois par jour, une cuillère à soupe d'Élixir et bu deux à trois fois par jour un verre de jus de grenade, dilué 1 :3. En outre, je fais une thérapie HAART (thérapie anti-rétrovirale très active). J'ai reçu hier mes résultats d'analyse les plus récents : CD4 = 420/mml de sang, CD8 = 1320/ mml de sang. Dorénavant les analyses auront lieu toutes les 6 semaines.

On constate une amélioration significative de mes valeurs sanguines et une amélioration correspondante de mon état général. Ce sentiment est sûrement aussi très subjectif. Cependant, des améliorations semblables se sont aussi manifestées chez un ami dans la même période. Je me ferai un plaisir de vous tenir au courant de l'évolution.

Témoignage 7 : effet anti-inflammatoire (rhumatismes)

Ma mère, 52 ans, souffre de rhumatismes depuis presque 4 ans. Quand la maladie s'est déclarée, il y a quelques années, j'ai cherché sur internet des produits et des compléments alimentaires qui lui conviendraient. À cette occasion, j'ai découvert que l'Élixir de grenade de Dr. Jacob's® devait avoir en principe le même effet anti-inflammatoire que sa préparation MTX contre la polyarthrite rhumatoïde. Depuis que ma mère prend cet élixir, elle n'a plus eu de crise de rhumatisme. La maladie semble en sommeil et elle a pu diminuer sa prise de (MTX) prescrite par la médecine officielle à une dose minimum.

•••

PARTIE : 4

RECETTES ET IDÉES POUR AGRÉMENTER VOS METS AVEC L'ÉLIXIR DE GRENADE

Recettes diverses

En Asie, les graines juteuses de la grenade sont utilisées pour décorer les salades et les plats cuisinés. On les rencontre également dans certains grands curry indiens auxquels elles confèrent cette saveur aigre-douce si typique. Les asiatiques l'utilisent, en outre, pour la confection de nombreux desserts.

• *Entremet au lait de soja**

Ingrédients

- 500 g de lait de soja*, riz, coco,
- 250 g de fraises,
- 2 cuillerées d'**Élixir de grenade**,
- noix de coco râpée.

Fouetter le fromage blanc avec l'Élixir de grenade, sucrer à volonté, incorporer délicatement les fraises coupées en rondelles, saupoudrer la préparation de noix de coco restante et décorer de quelques fraises entières.

• *Cocktail de fruits*

Ingrédients

- 1 œuf,
- 2 cl de jus de citron,
- 6 cl de jus d'orange,
- 6 cl de jus d'ananas,
- 2 cuillerées d'**Élixir de grenade**.

Presser les oranges et les citrons frais, ajouter le jus d'ananas, l'œuf et 4 glaçons, mixer le tout. Verser le mélange dans un verre et ajouter l'Élixir de grenade. Vous découvrez alors un goût rafraîchissant et revitalisant d'un cocktail qui vous donne la pêche!

• *Sauce pour crudités à l'Élixir de grenade*

Ingrédients

- 1 cuillerée d'**Élixir de grenade**,
- 4 cuillerées d'huile d'olive,
- 1 cuillerée de vinaigre de vin blanc,
- 1 cuillerée de porto,
- poivre, sel.

Préparer une marinade avec de l'huile d'olive, du vinaigre de vin blanc, du porto et de l'Élixir de grenade. Épicer au poivre fraîchement moulu et saler. Verser la marinade sur la salade et mélanger délicatement. Accompagne très bien la mâche, la roquette ou la laitue.

• *Milk-shake à la grenade*

Ingrédients

- 1 verre de **jus de grenade**,
- 1 bol de lait de lait de soja, coco, riz, quinoa, à la vanille,

- 2 glaçons,
- 1 grande banane épluchée et coupée en morceaux,
- 2 petites cuillerées d'**Élixir de grenade**.

Mixer le tout. Servir dans des hauts verres élancés. Délicieux !

• *Apéritif Pomsecco ou Prosecco*

- Servir du Prosecco (I) ou Pom Secco (D) frais avec une « larme » d'Élixir de grenade ou préférez une proportion de mélange de 30 % de jus de grenade avec 70 % de Prosecco/PomSecco. Un apéritif fruité et pétillant inoubliable!

• *Spaghetti pesto granati*

Ingrédients

- 250 g de spaghettis,
- 6 cuillerées d'huile d'olive,
- 2 cuillerées de sauce au pistou alla genovese,
- 150 g d'olives noires dénoyautées,
- de 1 à 2 chilis selon le goût souhaité,
- 1 cuillerée d'**Élixir de grenade**.

Faire bouillir les spaghettis dans l'eau salée avec un peu d'huile d'olive. Pour la sauce, réduire les olives en purée, y ajouter l'huile d'olive, le pistou et les chilis. Bien mélanger la préparation et réchauffer à petit feu. Au moment de servir, ajouter l'Élixir de grenade.

• *Un cocktail à l'honneur en hiver*

Ingrédients

- 3 grenades,
- 3 oranges,

- vanille et cannelle,
- **Élixir de grenade**,
- liqueur (Amaretto, Sherry ou Cointreau).

Inciser légèrement l'écorce épaisse de la grenade, rompre le fruit en deux, récupérer les graines, les mettre dans une écuelle, saupoudrer de cannelle et de sucre vanillé. Rajouter du jus d'orange pressé, une bonne rasade d'Élixir de grenade et un peu de liqueur.

20 recettes spécialement étudiées par le docteur Rose Razafimbelo

Petit déjeuner

Ingrédients

- 1 sojade nature (= soja fermenté au bifidus),
- 1 cuillère à café d'**Élixir de grenade**,
- 1 cuillère à soupe de purée d'amande sans sucre (ou de noisette ou de cajou),
- 1 cuillère à café de poudre de cannelle,
- 1/2 banane mûre.

Dans un bol, verser la sojade, mélanger avec la poudre de cannelle, la purée d'oléagineux, le fruit découpé en tout petit dé ou écrasé, ajouter l'Élixir de grenade au mélange et servir de suite.

4 variantes qui permettent d'avoir des goûts différents: les bananes peuvent être remplacées par des poires bien mûres (en hiver), des fraises (en été), des myrtilles, framboises, cassis en surgelé (toute l'année), des mangues, de l'ananas. (L'hiver et le printemps chez nous.)

• *Sauce marinade pour poissons (ou mollusques)*

Ingrédients – Par personne

- 2 cuillères à soupe d'huile d'olive,
- 1 cuillère à soupe d'**Élixir de grenade**,
- 1 cuillère à soupe de tamari,
- 1 cuillère à soupe de citron pressé,
- 1 cuillère à soupe de poudre de gingembre.

Bien mélanger avant d'arroser les filets de saumon, de sardine, de maquereau escalopés finement ou les coquilles Saint-Jacques.

• *Sauce pour légumes (ou pâtes ou riz)*

Ingrédients – Par part

- 2 cuillères à soupe d'huile de colza biologique,
- 1 cuillère à soupe de sauce tomate,
- 1 cuillère à soupe d'**Élixir de grenade**,
- 1 cuillère à soupe de tamari,
- 1 cuillère à soupe de soja cuisine.

Bien mélanger et verser cette sauce une fois les céréales cuites et prêtes à servir.

• *Vinaigrette aromatisée à l'Élixir de grenade*

Ingrédients – Pour 4 personnes

8 cuillères à soupe d'huile de colza biologique,

2 cuillères à soupe de vinaigre,

2 cuillères à soupe de tamari,

2 cuillères à soupe d'**Élixir de grenade**,

1 cuillère à soupe de poudre de curcuma,

1 cuillère à soupe d'ail écrasé.

Bien mélanger et arroser les salades vertes en particulier, cresson, mesclun, laitues ou les crudités diverses (chou rouge, chou rave râpé, betterave crue râpée ...).

• *Sauce de marinade pour les viandes*

Ingrédients – Pour 4 parts de viande

- 8 cuillères à soupe d'huile d'olive,
- 4 cuillères à soupe de tamari,
- 4 cuillères à soupe d'**Élixir de grenade**,
- 4 cuillères à soupe de vin rouge ou blanc,
- 2 cuillères à soupe de gingembre en poudre et de cumin en poudre.

• *Crème de fruits*

Ingrédients – Pour 4 personnes

- Mixer la pulpe des deux mangues mûres et celle d'un quart d'ananas (débarrassé du cœur ligneux et toutes traces d'écorce) de manière à obtenir une sorte de crème.
- Verser 2 cuillères à soupe d'Élixir de grenade, de manière artistique, sur ce coulis jaune.

• *Apéritif tanique*

- Un verre de vin rouge, 1 cuillère à café d'Élixir de grenade, deux cerises, laisser mariner environ une heure, au frais avant de servir, et à couvert.

• *Milk-shake*

Ingrédients

- 1 verre de jus de grenade,

- 1 bol de verre de « lait » d'amande ou « lait » de riz,
- 2 glaçons,
- 2 cuillères à café d'**Élixir de grenade**,
- 1 banane pas trop mûre (ou un fruit de saison ou un fruit surgelé).

Mixer le tout.

- *Émincé de coquilles Saint-Jacques*

Ingrédients pour 4 personnes

- 8 noix de Saint-Jacques,
- 4 cuillères à soupe d'huile de colza biologique,
- 4 à 6 cuillères à café de tamari,
- 2 cuillères à café de mélange « poudre de curcuma-gingembre »,
- 4 cuillères à soupe de feuilles de Ngo Gaï* très finement ciselé ou feuilles de coriandre ou de basilic ou d'estragon (Ngo Gaï - eryngium foetidum L. est aussi appelé coriandre de Chine en France),
- 2 cuillères à soupe de vinaigre ou citron pressé,
- 2 cuillères à café d'**Élixir de grenade**.

Préparation

Escaloper finement les noix de Saint Jacques bien parées. Étaler sur une assiette plate, arroser avec le citron ou le vinaigre, le tamari (selon le goût en ajouter de 4 à 6 cuillères à café de tamari, celui-ci sale le plat), l'huile de colza, la poudre de curcuma-gingembre, les feuilles d'aromates, l'Élixir de grenade.

Laisser mariner au moins une heure au frais. Il est tout à fait possible de le préparer plusieurs heures à l'avance en couvrant l'assiette et l'entreposer au réfrigérateur.

Ce plat sera servi avec de la courge sucrine (curcubita Moschata duch) ou de Nice(ce sont des courges disponibles l'hiver et qui se conservent bien ; elles ont une belle peau verte mangeable et une chair très colorée riche en antioxydants) et de la patate douce, les deux légumes sont cuites à la vapeur. Elles seront arrosées de soja cuisine avant de déguster, d'un peu de tamari pour saler et agrémentées de très fines rondelles d'oignons rouges ayant préalablement marinés dans de l'huile d'olive.

• *Saumon accouplé au maquereau*

Ingrédients pour 6 personnes

- 1 petit maquereau,
- 450 g de saumon en pavé ou filet,
- 3 cuillères à soupe d'huile d'olive,
- 3 cuillères à soupe de colza biologique,
- 3 cuillères à soupe d'oignons rouges coupés en rondelles très fines,
- 6 cuillères à café de tamari,
- 2 cuillères à soupe de vinaigre,
- 6 cuillères à café de gingembre râpé finement,
- 1 feuille de nori,
- 2 cuillères à café d'**Élixir de grenade**.

Préparation

Lever le maquereau en filets (si vous ne savez pas le faire, demandez le à votre poissonnier favori avec le sourire). Découper les filets en six tronçons ; les aplatir et les couvrir de tamari, de l'huile de colza, du gingembre, de l'Élixir de grenade, couvrir et laisser mariner au frais au moins 1 heure (il est possible de réaliser ces opérations la veille). Les oignons seront également marinés le même temps dans le vinaigre et l'huile d'olive.

Escaloper finement les filets de saumon ; les dresser directement au fur et à mesure sur des assiettes plates. Y aplatir des bandes fines de nori de manière artistique. Ajouter les maquereaux, posés dans l'assiette à coté du saumon, la peau sur le dessus, avec son jus de marinade et les oignons marinés.

Ce couple de poissons sera servi avec du butternut et de l'igname découpés en morceaux et cuits à la vapeur. La cuisson se surveille comme pour celle des pommes de terre, en piquant avec un couteau pointu. Ces légumes seront présentés chauds avec les poissons et accommodés avec une sauce servie à part.

Confection de la sauce : mélanger intimement - 20cl de lait de coco - 3 cuillères à soupe d'huile de colza - 6 cuillères à café de pluches de coriandre frais découpées - 6 cuillères à café de tamari - 2 cuillères à café de poudre de curcuma.

Pour la décoration et pour permettre de manger encore plus de légumes, le plat sera dressé avec 2 cuillères à café de perles de tomate par personne (3 petites tomates bien mûres) : la pulpe des tomates, sans les graines, est découpé en petits dés ; saler légèrement avec du tamari, ajouter 1 cuillère à soupe d'huile d'olive, bien mélanger.

Les petits plus :

1 gingembre frais,à volonté, présenté à part, soit émincé en fines tranches, soit râpé. Pour le conserver, une fois préparé ainsi, il suffit de l'arroser d'huile d'olive dans un récipient couvert au frais,

2 un bol de grains de grenade nature à répartir largement sur les légumes et les poissons.

- *Salade de fruits digeste*

Ingrédients pour 6 personnes

- 2 grosses mangues mûres,
- 1/2 ananas moyen,
- 3 grosses bananes mûres,
- le jus pressé de 4 oranges,
- 2 cuillères à café de poudre de cannelle,
- 24 noisettes natures décortiquées,
- 3 cuillères à soupe d'huile d'olive très fruitée (exemple huile de Noyons),
- 2 cuillères à café d'**Élixir de grenade**.

Préparation

Découper la pulpe des mangues en petits morceaux ainsi que celle de l'ananas débarrassée de tout fragment d'écorce et du centre ligneux. Mettre l'ensemble dans un saladier.

Mixer à l'aide d'un robot ménager, les bananes coupées en tronçons, la poudre de cannelle, l'huile, les noisettes, l'Élixir de grenade avec le jus d'orange jusqu'à obtention d'une sorte de crème.

Mettre les fruits au frais ainsi que la crème de bananes pendant une heure environ. Les récipients sont recouverts pour éviter l'oxydation.

Servir séparément la salade de fruits et la crème pour que chacun puisse se servir selon son goût.

• *Avocat sur lit d'algues*

Ingrédients pour 4 personnes

- 2 avocats mûrs,
- 100 g de tartare d'algues (disponible tout prêt en maison de diététique ou biologique),
- 2 cuillères à soupe de gingembre frais finement haché,

- le jus d'un citron vert pressé,
- 4 cuillères à soupe d'huile de colza,
- 4 cuillères à café de tamari,
- 2 cuillères à soupe de ciboulette finement ciselé,
- 2 cuillères à café d'**Élixir de grenade**.

Préparation

Ouvrir les avocats en deux, couper la pulpe en tranches fines, arroser avec le mélange du jus du citron vert, de l'huile de colza, du tamari, de l'Élixir de grenade.

Répartir le tartare d'algues sur les tranches d'avocat.

Parsemer, sur l'ensemble, la ciboulette.

• *Crème panachée de tomate rhubarbe*

Ingrédients pour 4 personnes

- 4 grosses tomates mûres,
- 2 branches de rhubarbe,
- 4 pommes de terre,
- 1 cuillère à soupe de purée d'ail,
- 1 cuillère à soupe de gingembre finement haché,
- 4 cuillères à soupe d 'huile de colza,
- 1 cuillère à soupe d'estragon ciselé fin,
- 2 cuillères à soupe de feuilles fraîches de coriandre hachées finement,
- 2 cuillères à café d'**Élixir de grenade**,
- 4 cuillères à soupe de tamari,
- sel.

Préparation

Mixer les tomates pelées, épépinées, avec l'ail, le coriandre, l'huile, le tamari, l'Élixir de grenade de manière à obtenir la consistance d 'une crème.

Cuire la rhubarbe effilée, coupée en petits tronçons, avec les pommes de terre épluchées, coupées en petits dés, avec le gingembre frais jusqu'à la cuisson des pommes de terre.

Mixer pour obtenir une purée un peu liquide, saler très légèrement et incorporer l'estragon.

Ce dernier appareil est servie tiède, arrosée avec le coulis de tomate.

Décorer avec quelques feuilles fraîches de coriandre non ciselées.

• *Millefeuille d'avocat*

Ingrédients pour 4 personnes

- le jus pressé de 2 oranges biologiques,
- 4 petits avocats fermes mais mûrs,
- 2 petites betteraves cuites,
- quelques feuilles de rougette (variété de laitue),
- quelques feuilles de coriandre.

Pour la mayonnaise

- 2 œufs entiers,
- 1 c. à café de moutarde,
- 1/4 litre d'huile d'olive,
- 2 cuillères à café de jus de citron,
- 1 pincée de sel,
- 1 cuillère à soupe de poudre de gingembre,
- 1 cuillère à soupe de coriandre finement haché,

- 2 cuillères à café d'**Élixir de grenade**.

Préparation

Peler les betteraves, les couper en rondelles très fines, saler légèrement.

Couper la pulpe des avocats en tranches très minces, arroser tout de suite avec le jus d'orange salé.

Préparer une mayonnaise avec les œufs entiers, incorporer le coriandre, le gingembre et l'Élixir de grenade quand elle est prête.

Dans chaque assiette, disposer deux feuilles lavées et égouttées de rougette ; dessus, superposer les lamelles de betterave et d'avocats de manière alternée.

Entre chaque couche, étaler un peu de mayonnaise de manière à former une sorte de mille-feuilles.

Terminer par une nappe d'avocats. Décorer avec quelques feuilles de coriandre non ciselées.

• *Mousse de potimarron au chou rouge*

Ingrédients pour 4 personnes

- 4 tranches de potimarron biologique,
- 1 pomme de terre biologique,
- 2 cuillères à soupe de poudre de gingembre,
- 3 blancs d'œuf,
- 1 cuillère à soupe d'estragon finement ciselé,
- 1 petit chou rouge très frais,
- vinaigrette à l'huile de Colza,
- 2 cuillères à café d'**Élixir de grenade**,
- sel.

Préparation

Cuire ensemble le potimarron et la pomme de terre non épluchés.

Après cuisson, mixer de manière à obtenir une purée, saler et incorporer la poudre de gingembre, l'estragon et l'Élixir de grenade.

Monter en neige les blancs d'œuf, mélanger délicatement la purée de potimarron et cette neige.

Cela forme une sorte de mousse.

Quelques heures avant, mariner le chou découpé en fines lanières dans la vinaigrette, dans un récipient couvert, en le retournant plusieurs fois.

Pour servir, placer la mousse de potimarron au centre de l'assiette et le chou mariné autour comme la corolle d'une fleur.

• *patates douces à la sauce « betterave rouge »*

Ingrédients pour 4 personnes

- 2 petites patates douces,
- 4 pommes de terre,
- 1 grosse betterave rouge,
- 8 cuillères à soupe de coco,
- 4 cuillères à soupe d'huile d'olive,
- 2 cuillères à soupe de gingembre frais finement haché,
- 2 cuillères à soupe de persil finement ciselé,
- 2 cuillères à café d'**Élixir de grenade**,
- sel.

Préparation

Faire cuire les patates douces pelées et les pommes de terre à la vapeur.

Quand elles sont cuites (cuisson à vérifier avec une pointe de couteau), les mixer ensemble avec le coco et 2 cuillères à soupe d'huile d 'olive, incorporer alors le gingembre et saler selon le goût.

Réserver au chaud.

Mixer la betterave avec le persil, 2 cuillères à soupe d'huile d'olive, l'Élixir de grenade de manière à former une sorte de « mayonnaise » rouge.

Servir la purée douce tiède, arrosée avec le coulis de betterave, décorer avec les grains de grenade.

- *Petits salades variées d'été*

Ingrédients pour 4 personnes

- 4 tomates mûres,
- 2 poignées de pourpier,
- 6 cuillères à soupe de ciboulette finement ciselée,
- 1 concombre biologique jeune et très frais,
- vinaigrette à l'huile de colza aromatisée avec 2 cuillères à café d'**Élixir de grenade**.

Préparation

Peler et épépiner les tomates (on les pèle en les trempant quelques secondes dans l'eau bouillante, il faut arrêter la cuisson très vite en plongeant les tomates dans de l'eau très fraîche) ; couper la pulpe en petits dés ; laver rapidement le pourpier, égoutter soigneusement ; râper le concombre avec une râpe à très gros trous ; mélanger, délicatement les tomates, le pourpier, la ciboulette, le concombre ; assaisonner largement.

Servir rapidement.

• *Petites salades d'hiver*

Ingrédients pour 4 personnes

- la moitié d'un petit chou rouge très frais et bien tendre,
- 2 poignées de mâche,
- 2 cuillères à soupe de gingembre frais finement haché,
- vinaigrette à l'huile de colza aromatisée avec 2 cuillères à café d'**Élixir de grenade**,
- 8 cerneaux de noix.

Préparation

Du chou : retirer les grosses feuilles du tour, retirer les grosses côtes du chou coupé en quartiers, couper en lanières fines, arroser largement de vinaigrette, ajouter le gingembre bien mélanger, laisser mariner dans un récipient couvert, pendant une heure environ, au frais en retournant plusieurs fois.

Par ailleurs, laver la mâche, feuille par feuille, l'égoutter soigneusement. Mélanger la mâche égouttée, le chou rouge macéré avec son jus de marinade Réajuster le sel incorporer les noix, servir de suite.

• *Petites salades variées du printemps*

Ingrédients pour 4 personnes

- une poignée de roquette,
- une poignée de pissenlit,
- 8 branches de coriandre,
- 2 petites betteraves cuites,

- une vinaigrette bien relevée avec de la poudre de gingembre à l'huile de colza et aromatisée avec 2 cuillères à café d'**Élixir de grenade**.

Préparation

Laver soigneusement les salades et la coriandre ; éliminer les grosses queues de la coriandre, bien éponger, mélanger le tout.

Couper la betterave en petits dés, incorporer aux salades, arroser copieusement de vinaigrette et servir immédiatement.

• *Quinoa à la fondue de poireaux*

Ingrédients pour 4 personnes

- 700 g environ de poireaux,
- 120 g de quinoa,
- eau minérale bien minéralisée,
- 4 cuillères à soupe d'huile d'olive,
- 4 cuillères à soupe de gingembre finement haché,
- 2 cuillères à soupe de feuilles de basilic frais finement ciselées,
- 1 cuillère à café de curcuma en poudre,
- 2 cuillères à café d'**Élixir de grenade**.

Préparation

Éplucher, laver les poireaux, les émincer en gardant un peu de vert, les faire étuver doucement, couvert, avec le gingembre, dans l'huile d'olive pendant dix minutes environ.

Saler selon le goût.

Rincer à l'eau courante le quinoa, le mettre avec 2 fois son volume d'eau minérale froide et salée, dans une casserole, ajouter le curcuma, cuire à l'étouffée (c'est à dire à chaleur douce, à couvert).

Laisser reposer, toujours à couvert, après cuisson encore 10 minutes.

Mélanger les poireaux tièdes, avec le jus de cuisson,et le quinoa tiède, parsemer de basilic, servir immédiatement.

• *Quinoa vert et rouge*

Ingrédients pour 4 personnes

- 4 petits bols de quinoa,
- eau minérale bien minéralisée,
- 2 poivrons verts,
- vinaigrette parfumée à la poudre de gingembre, à l'huile de colza, aromatisée avec:
- 2 cuillères à café d'**Élixir de grenade**,
- 2 cuillères à soupe d'estragon finement ciselé.

Préparation

Rincer la céréale.

La mettre dans une casserole avec 2 fois son volume d'eau minérale froide.

Porter à ébullition, couvrir et laisser cuire à feu doux 10 à 15 minutes.

Saler en fin de cuisson (sera servi tiède).

Pendant ce temps, peler le poivron au couteau économe, détailler en lanières fines la pulpe, assaisonner, incorporer le quinoa cuit tiède, saupoudrer d'estragon, et servir immédiatement.

• *Rouleaux d'hiver exotiques*

Ingrédients par personne

- 2 galettes de riz biologiques,
- eau minérale bien minéralisée,
- 1/2 mangue,
- 1 cuillère à café d'oignons très finement hachés,
- vinaigrette à l'huile de colza aromatisée avec 2 cuillères à café d'**Élixir de grenade**,
- 1 cuillère à soupe de persil finement ciselé,
- 8 amandes mondées.

Préparation

Tailler la pulpe de mangue en julienne très fine, laisser macérer avec les oignons, le persil, dans la vinaigrette, au frais, dans un récipient couvert pendant une heure environ.

Bien mélanger, incorporer les amandes mondées.

Réhydrater les galettes de riz avec l'eau minérale très chaude, comme cela est indiqué sur l'emballage.

Quand elles sont souples, les remplir avec la salade de mangue de manière à former un rouleau fermé.

• *Salade d'avocat-pamplemousse*

Ingrédients pour 4 personnes

- 1 avocat,
- 2 pamplemousses roses,
- 1 petite laitue,
- 16 noix de cajou,
- 4 cuillères à soupe de feuilles de basilic fraîche finement ciselées,

- vinaigrette à l'huile de colza relevée avec de la poudre de gingembre et aromatisée avec 2 cuillères à café d'**Élixir de grenade**.

Préparation

Parer et laver la laitue.

Peler à vif les pamplemousses et prélever la pulpe des quartiers.

Bien mélanger ces deux ingrédients, assaisonner, y déposer les noix de cajou, la pulpe de l'avocat coupée en tranches fines, parsemer de basilic, et servir immédiatement.

• *Salade d'azukis à l'épeautre*

Ingrédients pour 4 personnes

- 1 tasse d'azukis (petits haricots rouges),
- eau minérale bien minéralisée,
- 1 petite branche de kombu (algues),
- 2 cuillères à soupe de gingembre frais finement ciselé,
- 200 g de pâtes à l'épeautre,
- vinaigrette à l 'huile d'aromatisée avec 2 cuillères à soupe de basilic frais finement haché et 2 cuillères à café d'**Élixir de grenade**.

Préparation

Tremper les haricots une nuit dans de l'eau minérale salée ; les rincer, les cuire à feu doux avec une petite branche de kombu, le gingembre dans l'eau minérale non salée pendant une heure environ, les goûter régulièrement pour ajuster la cuisson.

Les égoutter complètement.

Cuire les pâtes al dente, les égoutter soigneusement ; mélanger les pâtes et les haricots, assaisonner largement avec la vinaigrette, servir tiède, décorer avec les feuilles de basilic.

• *Ceviche au saumon*

Ingrédients pour 4 personnes

- 1 cuillère à soupe de gingembre finement haché,
- 4 cuillères à soupe d'oignons verts finement ciselés,
- 4 cuillères à soupe d'huile d'olive,
- 2 cuillères à café d'**Élixir de grenade,**
- 4 à 6 cuillères à café de tamari,
- 200 g de filets de saumon (ayant été congelés au moins 3 jours pour détruire les parasites éventuels),
- Quelques feuilles de basilic.

Préparation

Découper les filets de saumon en petits dés, les mélanger intimement avec les oignons, le gingembre, l'huile d 'olive, le basilic, l'Élixir de grenade, le tamari ; remuer à nouveau et goûter.

Laisser au frais pendant 2 heures dans un verre. Couvrir.

Remuer de nouveau avant de servir.

Décorer avec les petites feuilles de basilic entières.

• *Ananas parfumé et piquant*

Ingrédients pour 4 personnes

- 1 tranche épaisse d'ananas frais bien sucré,
- 4 fruits de la passion,
- 2 cuillères à café d'**Élixir de grenade,**

- 1 cuillère à café de gingembre très finement haché,
- quelques petites feuilles de menthe fraîche,
- 4 boules de sorbet de qualité : parfum au choix.

Préparation

Faire macérer le gingembre avec les pulpes des fruits de la passion, l'Élixir de grenade, au frais, dans un récipient couvert pendant une heure.

Débarrasser l'ananas du cœur et de tout fragment d'écorce ; le débiter en petits cubes.

Répartir dans 4 coupes la pulpe d'ananas, les boules de sorbet ; arroser avec les fruits de la passion, décorer avec les feuilles de menthe.

• *Coupe exotique d'hiver*

Ingrédients par coupe

- 1/4 de la pulpe de mangue mûre mais ferme,
- 1 mangoustan,
- 4 petits kumquats frais,
- le jus d'une orange juteuse, sucrée, aromatisée avec ½ cuillère à café d'**Élixir de grenade**,
- quelques petites feuilles de menthe fraîches pour la décoration.

Préparation

Couper la pulpe de la mangue en fines lanières.

Couper le mangoustan et retirer la chair des loges internes.

Laver, parer les kumquats et les utiliser tels quels.

Mélanger les fruits ensemble, arroser avec le jus d'orange.

Décorer avec les feuilles de menthe.

S'il n'y a pas de mangoustan sur le marché, utiliser 4 letchis frais.

• *Coupe glacée d'été*

Ingrédients par personne

- 1/4 de la pulpe d'une mangue mûre et ferme,
- 6 framboises,
- 1 pêche mûre,
- quelques feuilles de menthe fraîche,
- 1 boule de sorbet citron,
- 1/2 cuillère à café d'**Élixir de grenade**.

Préparation

Débiter la pulpe de la mangue et de la pêche, épluchée, en petits cubes.

Dépoussiérer les framboises, mélanger délicatement les 3 fruits.

Déposer les fruits autour de la boule de sorbet, arroser avec l'Élixir de grenade, décorer avec la menthe.

•••

BIBLIOGRAPHIE ET RÉFÉRENCES SCIENTIFIQUES

1 ABD EL WAHAB S. M., EL FIKI N. M., MOSTAFA S. F., HASSAN A. E. B., « Characterization of certain steroid hormones in Punica granatum L. seeds. » *Bull. Fac. Pharm.* (Cairo University), 1998 ; 36, 1 : 11–15.

2 ADAMS L. S., SEERAM N. P., AGGARWAL B. B., TAKADA Y., SAND D., HEBER D., « Pomegranate juice, total pomegranate ellagitannins, and punicalagin suppress inflammatory cell signaling in colon cancer cells. », *Journal of Agricultural and Food Chemistry*, 2006 ; 54 : 980–985.

3 AFAQ F., MALIK A., SYED D., MAES D., MATSUI M. S., MUKHTAR H., « Pomegranate fruit extract modulates UV-B-mediated phosphorylation of mitogen-activated protein kinases and ac-tivation of nuclear factor kappaB in normal human epidermal keratinocytes paragraph sign. », *Photochemistry and Photobiology*, 2005 ; 81 : 38–45.

4 AFAQ F., SALEEM M., KRUEGER C. G., REED J. D., MUKHTAR H., « Anthocyanin- and hydrolyzable tannin-rich pomegranate fruit extract modulates MAPK and NF-kappaB pathways and in-hibits skin tumorigenesis in CD-1 mice. », *International Journal of Cancer*, 2005 ; 113 : 423–433.

5 AHMED S., WANG N., HAFEEZ B. B., CHERUVU V. K., HAQQI T. M., « Punica granatum L. extract inhib-its IL-1beta-induced expression of matrix metalloproteinases by inhibiting the activation of MAP kinases and NF-kappaB in human chondrocytes *in vitro.* », *Journal of Nutrition*, 2005 ; 135 : 2096–2102.

6 ALBRECHT M. et al., « Pomegranate extracts potently suppress proliferation, xenograft growth, and invasion of human prostate cancer cells. », *Journal of Medicinal Food*, 2004 ; 7 : 274–283.

7 AL-HAJJ M., WICHA M.S., BENITO-HERNANDEZ A., MORRISON S.J., CLARKE M.F., « Prospective identification of tumorigenic breast cancer cells. », *Proc. Natl. Acad. Sci., USA,* 2003 Apr. 1;100(7):3983-8.

8 AJAIKUMAR K. B., ASHEEF M., BABU B. H., PADIKKALA J., « The inhibition of gastric mucosal injury by Punica granatum L. (pomegranate) methanolic extract. », *Journal of Ethnopharmacology*, 2005 ; 96 : 171–176.

9 AVIRAM M. et al., « Pomegranate juice consumption reduces oxidative stress, atherogenic modifications to LDL, and platelet aggregation : studies in humans and in atheroscle-rotic apolipoprotein E-deficient mice. », *American Journal of Clinical Nutrition*, 2000 ; 71 : 1062–1076.

10 AVIRAM M., « Pomegranate juice consumption for 3 years by patients with carotid artery stenosis reduces common carotid intima-media thickness, blood pressure and LDL oxidation. », *Clinical Nutrition*, 2004 ; 23 : 423–433.

11 AZADZOI K. M., SCHULMAN R. N., AVIRAM M., SIROKY M. B., « Oxidative stress in arteriogenic erectile dysfunction : prophylactic role of antioxidants. », *Journal of Urology*, 2005 ; 174 : 386–393.

12 AZMI A. S., BHAT S. H., HANIF S., HADI S. M., « Plant polyphenols mobilize endogenous copper in human peripheral lymphocytes leading to oxidative DNA breakage : a putative mechanism for anticancer properties. », *FEBS Lett.*, 2006 ; 23, 580(2) : 533–538.

13 BOUKEF K., SOUISSI H. R., BALANSARD G., « Contribution to the study of plants used in traditional medicine in Tunisia. », *Plant Medicine and Phytotherapy*, 1982 ; 16 : 260–279.

14 BREWER G. J. et al., « Treatment of metastasic cancer with tetrathiomolybdate, an anticop-per, antiangiogenic agent : Phase I Study. », *Clinc. Cancer Res.*, 2000 ; 6 : 1–10.

15 CACERES A., GIRON L. M., ALVARADO S. R., TORRES M. F., « Screening of antimicrobial activity of plants popularly used in Guatemala for the treatment of dermatomucosal diseases. », *Journal of Ethnopharmacology*, 1987 ; 20 : 223–237.

16 CERDA B., CERON J. J., TOMAS-BARBERAN F. A., ESPIN J. C., « Repeated oral administration of high doses of the pomegranate ellagitannin punicalagin to rats for 37 days is not toxic. », *J. Agric. Food Chem.*, 2003 ; 51, 11 : 3493–3501.

17 CERDA B., ESPIN J. C., PARRA S., MARTINEZ P., TOMAS-BARBERAN F. A., « The potent *in vitro* antioxidant ellagitannins from pomegranate juice are metabolised into bioavailable but poor antioxidant hydroxy-6H-dibenzopyran-6-one derivatives by the colonic microflora of healthy humans. », *European Journal of Nutrition*, 2004 ; 43 : 205–220.

18 CERDÁ B., ESPÍN J. C., PARRA S., MARTÍNEZ P., TOMÁS-BARBERÁN F. A., « The potent *in vitro* antioxidant ellagitannins from pomegranate juice are metabolised into bioavailable but poor antioxidant hydroxy-6H-dibenzopyran-6-one derivatives by the colonic microflora of healthy humans. », *Eur. J. Nutr.*, 2004 Aug. ;43(4):205-20. Epub, 2004 Jan. 6.

19 CERDÁ B., PERIAGO P., ESPÍN J. C., TOMÁS-BARBERÁN F. A., « Identification of urolithin a as a metabolite produced by human colon microflora from ellagic acid and related compounds ». *J. Agric. Food Chem.*, 2005 Jul. 13;53(14):5571-6.

20 CHOI D. W., « Identification of steroid hormones in pomegranate (Punica granatum) using HPLC and GC–mass spectrometry. », *Food Chemistry*, 2006 ; 96, 4 : 562–571.

21 COATES R. J., WEISS N. S., DALING J. R., RETTMER R. L., WARNICK G. R., « Cancer risk in relation to serum copper levels. », *Cancer Res.*, 1989 ; 49 : 4353–4356.

22 CUNNINGHAM K. S., GOTLIEB AI., « The role of shear stress in the pathogenesis of atheroscle-rosis. », *Laboratory Investigation*, 2005 ; 85 : 9–23.

23 CZYZ J., MADEJA Z., IRMER U., KOROHODA W., HULSER D. F., « Flavonoid apigenin inhibits motility and invasiveness of carcinoma cells *in vitro*. », *International Journal of Cancer*, 2005 ; 114 : 12–18.

24 DAI Q., BORENSTEIN A. R., WU Y., JACKSON J. C., LARSON E. B., « Fruit and vegetable juices and Alzheimer's disease : the Kame Project. », *Am. J. Med.*, 2006 ; 119, 9 : 751–759.

25 DE NIGRIS F. et al., « Effects of a pomegranate fruit extract rich in punicalagin on oxida-tion-sensitive genes and eNOS activity at sites of perturbed shear stress and athero-genesis. », *Cardiovasc. Res.*, 2007 ; 73, 2 : 414–423.

26 DE NIGRIS F. et al., « Beneficial effects of pomegranate juice on oxidation-sensitive genes and endothelial nitric oxide synthase activity at sites of perturbed shear stress. », *Proceedings of the National Academy of Sciences, USA*, 2005 ; 102 : 4896–4901.

27 DE NIGRIS F., WILLIAMS-IGNARRO S., BOTTI C., SICA V., IGNARRO L. J., NAPOLI C., « Pomegranate juice reduces oxidized low-density lipoprotein downregulation of endothelial nitric oxide synthase in human coronary endothelial cells. », *Nitric Oxide*, 2006 ; 11.

28 ESMAILLZADEH A., TAHBAZ F., GAIENI I., ALAVI-MAJD H., AZADBAKHT L., « Cholesterol-lowering effect of concentrated pomegranate juice consumption in type II diabetic patients with hyperlipidemia. », *Int. J. Vitam. Nutr. Res.*, 2006 ; 76, 3 : 147–151.

29 FANG M., CHEN D., YANG C. S., « Dietary polyphenols may affect DNA methylation. », *J. Nutr.*, 2007 ; 137(1 Suppl) : 223S–228S.

30 FARKAS D., « Pomegranate juice does not impair clearance of oral or intravenous mida-zolam, a probe for cytochrome P450-3A activity : comparison with grapefruit juice. », *Pharmacol.*, 2007 ; 47, 3 : 286–294. (*J. Clin.*, 2007).

31 FOLKMAN J., « Antiangiogenesis : new concept for therapy of solid tumors. », *Annals of Surgery*, 1972 ; 175 : 409–416.

32 FOREST C. P., PADMA-NATHAN H., LIKER H. R., « Efficacy and safety of pomegranate juice on improvement of erectile dysfunction in male patients with mild to moderate erectile dys-function : a randomized, placebo-controlled, double-blind, crossover study. », *Int. J. Impot. Res.*, 2007 ; 14 : Online-Publikation vor Druck.

33 FUHRMAN B., VOLKOVA N., AVIRAM M., « Pomegranate juice inhibits oxidized LDL uptake and cholesterol biosynthesis in macrophages. », *J. Nutr. Biochem.*, 2005 ; 16, 9 :570–576.

34 GAIG P., BOTEY J., GUTIERREZ V., PENA M., ESEVERRI J. L., MARIN A., « Allergy to pomegranate (Punica granatum). », *J. Investig. Allergol. Clin. Immunol.*, 1992 ; 2, 4 : 216–218.

35 GAIG P., BARTOLOME B., LLEONART R., GARCIA-ORTEGA P., PALACIOS R., RICHART C., « Allergy to pomegranate (Punica granatum). », *Allergy*, 1999 ; 54 : 287–288.

36 GIL M. I., TOMAS-BARBERAN F. A., HESS-PIERCE B., HOLCROFT D. M., KADER A. A., « Antioxidant activity of pomegranate juice and its relationship with phenolic composition and processing. », *Journal of Agricultural and Food Chemistry*, 2000 ; 48 : 4581–4589.

37 GIROLAMI A., AGOSTINO D., CLIFFTON E. E., « The effect of ellagic acid on coagulation *in vivo*. », *Blood*, 1966 ; 27, 1 : 93–102.

38 GRIFFIN J. D., « Leukemia stem cells and constitutive activation of NFkB. », *Blood*, 15 October 2001, Vol. 98, No. 8, pp. 2291-2291.

39 GUJRAL M. L., VARMA D. R., SAREEN K. N., « Oral contraceptives. Part 1. Preliminary observations on the antifertility effect of some indigenous drugs. », *Indian Journal of Medical Research*, 1960 ; 48 : 46–51.

40 HADI S. M., BHAT S. H., AZMI A. S., HANIF S., SHAMIM U., ULLAH M. F., « Oxidative breakage of cellular DNA by plant polyphenols : A putative mechanism for anticancer properties. », *Semin. Cancer. Biol.*, 2007 ; 10 : Online-Publikation vor Druck.

41 HARTMAN R. E. et al., « Pomegranate juice decreases amyloid load and improves behavior in a mouse model of Alzheimer's disease. », *Neurobiol. Dis.*, 2006 ; 24, 3 : 506–515.

42 HIDAKA M. et al., « Effects of pomegranate juice on human cytochrome p450 3A (CYP3A) and carbamazepine pharmacokinetics in rats. », *Drug Metab. Dispos.*, 2005 ; 33, 5 : 644–648.

43 HOUGHTON J., STOICOV C., NOMURA S., et al., « Gastric cancer originating from bone marrow-derived cells. », *Science*, 2004;306:1568-71.

44 HORA J. J., MAYDEW E. R., LANSKY E. P., DWIVEDI C., « Chemopreventive effects of pomegranate seed oil on skin tumor development in CD1 mice. », *Journal of Medicinal Food*, 2003 ; 6 : 157–161.

45 HONG S. J., KIM S. I., KWON S. M., LEE J. R., CHUNG B. C., « Comparative study of concentration of isoflavones and lignans in plasma and prostatic tissues of normal control and benign prostatic hyperplasia. », *Yonsei Med. J.*, 2002 ; 43 : 236–241.

46 HUANG T. H. et al., « Pomegranate flower improves cardiac lipid metabolism in a diabetic rat model : role of lowering circulating lipids. » *British Journal of Pharmacology*, 2005 ; 145 : 767–774.

47 HUANG T.H. et al., « Antidiabetic action of Punica granatum flower extract : activation of PPAR-gamma and identification of an active component. », *Toxicology and Applied Pharmacology*, 2005 ; 207 : 160-169.

48 HUANG T. H. et al., « Pomegranate flower extract diminishes cardiac fibrosis in Zucker diabetic fatty rats : modulation of cardiac endothelin-1 and nuclear factor-kappaB path-ways. », *Journal of Cardiovascular Pharmacology*, 2005 ; 46 : 856-862.

49 HUANG Y. T., LEE L. T., LEE P. P., LIN Y. S., LEE M. T., « Targeting of focal adhesion kinase by flavonoids and small-interfering RNAs reduces tumor cell migration ability. », *Anticancer Research*, 2005 ; 25 : 2017–2025.

50 IGEA J. M. et al., « Adverse reaction to pomegranate ingestion. » *Allergy,* 1991 ; 46 : 472–474.

51 IGNARRO L. J., BYRNS R. E., SUMI D., DE NIGRIS F., NAPOLI C., « Pomegranate juice protects nitric oxide against oxidative destruction and enhances the biological actions of nitric oxide. », *Nitric Oxide*, Epub, 2006 April 18.

52 JEAN-PAUL CURTAY, *Okinawa, un programme global pour mieux vivre*, Anne Carrière, www.lanutritherapie.com.

53 JOCHLE W., « Biology and pathology of reproduction in Greek mythology. », *Contraception*, 1971 ; 4, 13.

54 JOSHUA D. LAMBERT, SHENGMIN SANG, AND CHUNG S. YANG., « Possible Controversy over Dietary Polyphenols : Benefits vs Risks. », *Chem. Res. Toxicol.*, 20 (4), 583-585, 2007. 10.1021/tx7000515 S0893-228x(70)00051-6 Web Release Date : March 16, 2007.

55 JUNG K.H. et al., « Suppressive effect of Punica granatum on the production of tumor necrosis factor (Tnf) in BV2 microglial cells. » *Biological and Pharmaceutical Bulletin*, 2006; 29 : 1258–1261.

56 JUN-LI LUO, HIDEAKI KAMATA, AND MICHAEL KARIN, « IKK/NF-⊠B signaling: balancing life and death — a new approach to cancer therapy. », *The Journal of Clinical Investigation,* http://www.jci.org. Volume 115, Number 10, October 2005.

57 KAPLAN M. et al., « Pomegranate juice supplementation to atherosclerotic mice reduces macrophage lipid peroxidation, cellular cholesterol accumulation and development of atherosclerosis. » *J. Nutr.*, 2001 ; 131, 8 : 2082–2089.

58 KAUR G., JABBAR Z., ATHAR M., ALAM M. S., « Punica granatum (pomegranate) flower extract possesses potent antioxidant activity and abrogates Fe-NTA induced hepatotoxicity in mice. », *Food and Chemical Toxicology,* 2006 ; Jan 17.

59 KAWAII S., LANSKY E. P., « Differentiation-promoting activity of pomegranate (Punica granatum) fruit extracts in HL-60 human promyelocytic leukemia cells. », *Journal of Medicinal Food,* 2004 ; 7 : 13–18.

60 KENNEDY T. et al., « Copper-dependent inflammation and nuclear factor-KB activation by particulate air pollution. » *American journal of respiratory cell and molecular biology*, 1998 ; 19 : 366–378.

61 KHAN N., HADI N., AFAQ F., SYED D. N., KWEON M. H., MUKHTAR H., « Pomegranate fruit extract inhibits prosurvival pathways in human A549 lung carcinoma cells and tumor growth in athymic nude mice. », *Carcinogenesis*, 2007 ; 28, 1 : 163–173.

62 KHAN N., AFAQ F., KWEON M. H., KIM K., MUKHTAR H., « Oral consumption of pomegranate fruit extract inhibits growth and progression of primary lung tumors in mice. », *Cancer Res.*, 2007 ; 67, 7 : 3475–3482.

63 KIM N.D. et al., « Chemopreventive and adjuvant therapeutic potential of pomegranate (Punica granatum) for human breast cancer. », *Breast Cancer Research and Treatment*, 2002 ; 71 : 203–217.

64 KIM H., YOON Y. J., SHON J. H., CHA I. J., SHIN J. G., LIU K. H., « Inhibitory effects of fruit juices on CYP3A activity. », *Drug Metab. Dispos.*, 2006 ; 34, 4 : 521–523.

65 KIM et al., 2002, ALBRECHT et al., 2004; LANSKY et al., 2005-I et II.

66 KOHNO H., SUZUKI R., YASUI Y., HOSOKAWA M., MIYASHITA K., TANAKA T., « Pomegranate seed oil rich in conjugated linolenic acid suppresses chemically induced colon carcinogenesis in rats. », *Cancer Science,* 2004 ; 95 : 481–486.

67 LAD V., FRAWLEY D., « The Yoga of Herbs, Santa Fe, NM. », *Lotus Press,* 1986 ; 135–136.

68 LANSKY E. P. et al., « Possible synergistic prostate cancer suppression by anatomically discrete pomegranate fractions. », *Investigational New Drugs,* 2005 ; 23 : 11–20.

69 LANSKY E. P., HARRISON G., FROOM P, JIANG W. G., « Pomegranate (Punica granatum) pure chemicals show possible synergistic inhibition of human PC-3 prostate cancer cell invasion across Matrigel. », *Investigational New Drugs,* 2005 ; 23 : 121–122. (Erratum in : Investigational New Drugs, 2005 ; 23 : 379).

70 LANSKY E. P., NEWMAN R. A., « Punica granatum (pomegranate) and its potential for preven-tion and treatment of inflammation and cancer. », *J. Ethnopharmacol,* 2007 ; 109, 2 : 177–206.

71 LANSKY E. P., « Beware of pomegranates bearing 40 % ellagic acid. » *J. Med. Food,* 2006 ; 9, 1 : 119–122.

72 LARROSA M., TOMAS-BARBERAN F. A., ESPIN J. C., « The dietary hydrolysable tannin punicalagin releases ellagic acid that induces apoptosis in human colon adenocarcinoma Caco-2 cells by using the mitochondrial pathway. » *The Journal of Nutritional Biochemistry,* 2005 ; Oct 11.

73 LARROSA M., GONZALEZ-SARRÍAS A., GARCIA-CONESA M. T., TOMÁS-BARBERÁN F. A., ESPÍN J. C., « Urolithins, ellagic acid-derived metabolites produced by human microflora côlon, estrogenic and exhibit antiestrogenic activities. », *J. Agric. Food Chem.,* 2006 Mar. 8, 54 (5) :1611-20.

74 LEVIN G. M., « Pomegranate (Punica granatum) plant genetic resources in Turkmenistan. » *Plant Genetic Resources Newsletter,* 1994 ; 97 : 31–37.

75 LI Y. et al., « Punica granatum flower extract, a potent alpha-glucosidase inhibitor, improves postprandial hyperglycemia in Zucker diabetic fatty rats. », *J. Ethnopharmacol.,* 2005 ; 99, 2 : 239–244.

76 LIU R. H., « Potential synergy of phytochemicals in cancer prevention : mechanism of action. » *J. Nutr.,* 2004 ; 134 (12 Suppl) : 3479S–3485S.

77 LOREN D. J., SEERAM N. P., SCHULMAN R. N., HOLTZMAN D. M., « Maternal dietary supplementation with pomegranate juice is neuroprotective in an animal model of neonatal hypoxic-ischemic brain injury. », *Pediatric Research,* 2005 ; 57 : 858–864.

78 LOWNDES S. A., HARRIS A. L., « The role of copper in tumour angiogenesis. », *J. Mammary Gland Biol. Neoplasia,* 2005 ; 10, 4 : 299–310.

79 MALIK A., AFAQ F., SARFARAZ S., ADHAMI V. M., SYED D.N., MUKHTAR H., « Pomegranate fruit juice for chemoprevention and chemotherapy of prostate cancer. », *Proceedings of the National Academy of Sciences, USA*, 2005 ; 102 : 14813–14818.

80 MALIK A., AZAM S., HADI N., HADI S.M., « DNA degradation by water extract of green tea in the presence of copper ions : implications for anticancer properties. », *Phytother. Res.*, 2003 ; 17, 4 : 358–363.

81 MANACH C., WILLIAMSON G., MORAND C., SCALBERT A., RÉMÉSY C., « Bioavailability and bioeffi-cacy of polyphenols in humans, I, Review of 97 bioavailability studies. », *Am. J. Clin. Nutr.*, 2005 ; 81 (1 Suppl) : 230S–242S.

82 MANACH C., SCALBERT A., MORAND C., RÉMÉSY C., JIMÉNEZ L., « Polyphenols : food sources and bioavailability. », *Am. J. Clin. Nutr.*, 2004 ; 79, 5 : 727–747.

83 MAUBACH J. et al., « Quantitation of soy-derived phytoestrogens in human breast tissue and biological fluids by high-performance liquid chromatography. », *J. Chromatogr. B. Anal. Technol. Biomed. Life Sci.* 2003 ; 784 : 137–144.

84 MEHTA R., LANSKY E. P., « Breast cancer chemopreventive properties of pomegranate (Punica granatum) fruit extracts in a mouse mammary organ culture. », *European Journal of Cancer Prevention,* 2004 ; 13 : 345–348.

85 Milner J. A., « Nutrition and Gene Regulation, Molecular Targets for Bioactive Food Com-ponents. », *The Journal of Nutrition,* 2004 ; (S. 2492S-2498S).

86 Milner J. A., « Diet and Cancer : Facts and Controversies. », *Nutrition and Cancer,* 2006 ; 56, 2 : 216–224.

87 MONICA L. GUZMAN, SARAH J. NEERING, DONNA UPCHURCH, BARRY GRIMES, DIANNA S. HOWARD, DAVID A. RIZZIERI, SELINA M. LUGER, AND CRAIG T. JORDAN, « Nuclear factor-κB is constitutively activated in primitive human acute myelogenous leukemia cells. » *Blood*, 15 October 2001, Vol. 98, No. 8, pp. 2301-2307.

88 MOSKAUG J. O., CARLSEN H., MYHRSTAD M. C., BLOMHOFF R., « Polyphenols and glutathione syn-thesis regulation. » *Am. J. Clin. Nutr.,* 2005 ; 81(1 Suppl) : 277S–283S.

89 MORI-OKAMOTO J., OTAWARA-HAMAMOTO Y., YAMATO H., YOSHIMURA H., « Pomegranate extract improves a depressive state and bone properties in menopausal syndrome model ovariectomized mice. », *Journal of Ethnopharmacology,* 2004 ; 92 : 93–101.

90 NAGARAJU N., RAO K.N., « A survey of plant crude drugs of Rayalaseema, Andhra Pradesh, India. », *Journal of Ethnopharmacology,* 1990 ; 29 : 137–158.

91 NAGHMA KHAN, NAGHMA HADI, FARRUKH AFAQ, DEEBA N. SYED, MEE-HYANG KWEON, AND HASAN MUKHTAR, «Pomegranate fruit extract inhibits prosurvival pathways in human A549 lung carcinoma cells and tumor growth in athymic nude mice. », *Carcinogenesis,*. 2007 ; 28: 163-173; doi:10.1093/carcin/bgl145).

92 NAYAK SHIVANANDA B., BHAT VINUTHA R., UPADHYAY DINESH, UDUPA SARASWATI L., « Copper and ceruloplasmin status in

serum of prostate and colon cancer patients. », *Indian Journal of Physiology and Pharmacology,* 2003 ; 47, 1 : 108–110.

93 NEURATH A. R., STRICK N., LI Y. Y., DEBNATH A. K., « Punica granatum (Pomegranate) juice pro-vides an HIV-1 entry inhibitor and candidate topical microbicide. », *BMC Infect. Dis.,* Oct. 2004 ; 4:41.

94 NEURATH A. R., STRICK N., LI Y. Y., DEBNATH A. K., « Punica granatum (pomegranate) juice pro-vides an HIV-1 entry inhibitor and candidate topical microbicide. », *Ann NY Acad. Sci.,* 2005 ; 1056 : 311–237.

95 PANTUCK A. J. et al., « Phase II Study of Pomegranate Juice forMen with Rising Prostate-Specific Antigen following Surgery or Radiation for Prostate Cancer. », *Clin. Cancer Res.,* 2006 ; 12, 13 : 4018–4026.

96 PERSICHINI T., PERCARIO Z., MAZZON E., COLASANTI M., CUZZOCREA S., MUSCI G., « Copper activates the NT-kappaB pathway *in vivo.* », *Antioxid Redox Signal,* 2006 ; 8, 9–10 : 1897–1904.

97 POLAGRUTO J. A., SCHRAMM D. D., WANG-POLAGRUTO J. F., LEE L., KEEN C. L., « Effects of flavonoid-rich beverages on prostacyclin synthesis in humans and human aortic endothelial cells : association with ex vivo platelet function. », *Journal of Medicinal Food,* 2003 ; 6 : 301–308.

98 POTTEN C. S., WILSON J. W., « C. Booth Stem Cells. » Vol. 15, No. 2, 82-93, March 1997, *Regulation and Significance of Apoptosis in the Stem Cells of the Gastrointestinal Epithelium.*

99 REDDY M. K., GUPTA S. K., JACOB M. R., KHAN S. I., FERREIRA D., « Antioxidant, Antimalarial and Antimicrobial Activities of Tannin-Rich Fractions, Ellagitannins and Phenolic Acids from Punica granatum L. », *Planta Med.,* 2007 ; Online-Publikation vor Druck.

100 ROSENBLAT M., HAYEK T., AVIRAM M., « Antioxidative effects of pomegranate juice (PJ) consumption by diabetic patients on serum and on macrophages. », *Atherosclerosis,* 2006 ; 187, 2 : 363–371.

101 ROZENBERG O., HOWELL A., AVIRAM M., « Pomegranate juice sugar fraction reduces macro-phage oxidative state, whereas white grape juice sugar fraction increases it. », *Atherosclerosis,* 2006 ; 188, 1 : 68–76.

102 SAXENA A., VIKRAM N.K., « Role of selected Indian plants in management of type 2 diabetes : a review. », *Journal of Alternative and Complementary Medicine,* 2004 ; 10 : 369–378.

103 SCALBERT A., WILLIAMSON G., « Dietary intake and bioavailability of Polyphenoles. », *J. Nutr.,* 2000 Aug. ; 130 (8S Suppl): 2073S-85S. Review.

104 SCHUBERT S. Y., LANSKY E. P., NEEMAN I., « Antioxidant and eicosanoid enzyme inhibition properties of pomegranate seed oil and fermented juice flavonoids. », *J. Ethnopharmacol., 1999 ; 66, 1 : 11–17.*

105 SCHUBERT S. Y., NEEMAN I., RESNICK N., « A novel mechanism for the inhibition of NF-kappaB activation in vascular endothelial cells by natural antioxidants. », *The Federation of American Societies for Experimental Biology Journal, 2002 ; 16 : 1931–1933.*

106 SEERAM N. P., LEE R., HEBER D., « Bioavailability of ellagic acid in human plasma after consumption of ellagitannins from pomegranate (Punica granatum L.) juice. », *Clin. Chim. Acta., 2004; 348, 1–2: 63–68.*

107 SEERAM N. P. et al., « *In vitro* antiproliferative, apoptotic and antioxidant activities of punicalagin, ellagic acid and a total pomegranate tannin extract are enhanced in combination with other polyphenols as found in pomegranate juice. », *Journal of Nutritional Biochemistry*, 2005; 16: 360–367.

108 SEERAM N. P., SCHULMAN R. N., HEBER D., « Pomegranates: Ancient Roots to Modern Medi-cine. », *Boca Raton*, Florida, USA: Taylor and Francis CRC Press; 2006.

109 SEERAM N. P., ARONSON W. J., ZHANG Y., HENNING S. M., MORO A., LEE P. C., SARTIPPOUR M., HARRIS D. M., RETTIG M., SUCHARD M. A., PANTUCK A. J., BELLDEGRUN A., HEBER D., « Pomegranate ellagitannin metabolites inhibit-derived growth and prostate cancer localisé to the mouse prostate gland », *J. Agric. Food Chem.*, 2007 Sep. 19, 55 (19) :7732-7. Epub 2007 Aug. 28.

110 SEERAM N. P., HENNING S. M., ZHANG Y., SUCHARD M., LI Z., HEBER D., « Pomegranate juice ellagitannin metabolites are present in human plasma and some persistent dans l'urine for up to 48 hours. », *J. Nutr.*, 2006 Oct.; 136 (10): 2481-5.

111 SETTHEETHAM W., ISHIDA T., « Study of genotoxic effects of antidiarrheal medicinal herbs on human cells *in vitro*. », *The Southeast Asian Journal of Tropical Medicine and Public Health*, 1995; 26, Suppl 1: 306–310.

112 SOROKIN A. V., DUNCAN B., PANETTA R., THOMPSON P. D., « Rhabdomyolysis associated with pomegranate juice consumption. », *Am. J. Cardiol.*, 2006; 98, 5: 705–706.

113 SQUILLACI G., DI MAGGIO G., « Acute morbidity and mortality from decoctions of the bark of Punica granatum. », *Bollettino Societa Italiana Biologia Sperimentale*, 1946; 1095–1096.

114 SPIEGEL, « Weltformel des Stoffwechsels. », *Medizin*, 2004; 46.

115 SHUKLA M., GUPTA K., RASHEED Z., KHAN K. A., HAQQI T. M., « Consumption of hydrolyzable tannins-rich pomegranate extract suppresses inflammation and joint damage in rheumatoid arthritis. », *Nutrition*, 2008 May 17, Online-Publikation vor Druck.

116 SHUKLA M., GUPTA K., RASHEED Z., KHAN K. A., HAQQI T. M., « Bioavailable constituents/metabolites of pomegranate (Punica granatum L) preferentially inhibit COX2 activity ex vivo and IL-1beta-induced PGE2 production in human chondrocytes *in vitro*. », *J. Inflamm.*, (Lond). Jun. (2008), 5(1):9. Online-Publikation vor Druck.

117 SUMNER M. D. et al., « Effects of pomegranate juice consumption on myocardial perfusion in patients with coronary heart disease. », *Am. J. Cardiol.*, 2005; 96, 6: 810–814.

118 SYED D. N., MALIK A., HADI N., SARFARAZ S., AFAQ F., MUKHTAR H., « Photochemopreventive effect of pomegranate fruit extract on UVA-mediated activation of cellular pathways in normal human epidermal keratinocytes. », *Photochem. Photobiol.*, 2006; 82, 2: 398–405.

119 TOI M. et al., « Preliminary studies on the antiangiogenic potential of pomegranate fractions *in vitro* and *in vivo*. », *Angiogenesis*, 2003 ; 6 : 121–128.

120 TREPELS T., ZEIHER A. M., FICHTISCHERER S., « Acute Coronary Syndrome and Inflammation. Biomarkers for Diagnostics and Risk Stratification. », *Herz.*, 2004 ; 29, 8 : 769–776.

121 UTILISATIONS THÉRAPEUTIQUES D'UROLITHINES SEERAM, Navindra P. [GY/US]; 900 Veteran Avenue, Room 12-217, Warren Hall, Los Angeles, California 90024-2703 (US). HEBER, David [US/US]; 900 Veteran Avenue, Room 12-217, Warren Hall, Los Angeles, California 90024-2703 (US).

122 VALKO M., RHODES C. J., MONCOL J., IZAKOVIC M., MAZUR M., « Free radicals, metals and antioxidants in oxidative stress-induced cancer. », *Chem. Biol. Interact.*, 2006 ; 160, 1 : 1–40.

123 VALSECCHI R., RESEGHETTI A., LEGHISSA P., COLOGNI L., CORTINOVIS R., « Immediate contact hypersensitivity to pomegranate. », *Contact Dermatitis.*, 1998 ; 38, 1 : 44–45.

124 VATTEM D. A., SHETTY K., « Biological Functionality of ellagic acid : a review. » *Journal of Food Biochemistry*, 2005 ; 29 : 234–266.

125 VIDAL A. et al., « Studies on the toxicity of Punica granatum L. (Punicaceae) whole fruit extracts. », *Journal of Ethnopharmacology*, 2003 ; 89 : 295–300.

126 WANG R., WEI WANG, WANG L., LIU R., YI DING, DU L., « Constituents of the flowers of Punica granatum. », *Fitoterapia*, 2006 ; 77, 7–8 : 534–537.

127 WAY T. D., KAO M. C., LIN J. K., « Degradation of HER2/neu by apigenin induces apoptosis through cytochrome c release and caspase-3 activation in HER2/neu-overexpressing breast cancer cells. », *FEBS Letters*, 2005 ; 579 : 145–152.

128 WU T. J., SEMPOS C. T., FREUDENHEIM J. L., MUTI P., SMITH E., « Serum iron, copper and zinc concentrations and risk of canacer mortality in US adults. », *Ann. Epidemiol.*, 2004 ; 14 : 195–201.

129 ZAND R. S., JENKINS D. J., DIAMANDIS E. P., « Steroid hormone activity of flavonoids and related compounds. *Breast Cancer Research and Treatment.* », 2000 ; 62 : 35–49.

130 ZHAN B., « Multifunctional vaginal suppository for contraception, etc. », *Chinese Patent CN* 1103789A., 1995.

131 ZHANG J., ZHAN B., YAO X., SONG J., « Antiviral activity of tannin from the pericarp of Punica granatum L. against genital herpes virus *in vitro*. », *Zhongguo Zhongyao Zazhi*, 1995 ; 20 : 556–558.

132 ZHENG P. W., CHIANG L. C., LIN C. C., « Apigenin induced apoptosis through p53-dependent pathway in human cervical carcinoma cells. », *Life Sciences*, 2005 ; 76 : 1367–1379.

133 ZHOU S., LIM L. Y., CHOWBAY B., « Herbal modulation of P-glycoprotein », *Drug Metab. Rev.*, 2004 ; 36, 1 : 57–104.

•••

TABLE DES MATIÈRES

Traduction des textes issus du Guide de conseils de docteur Jacob's Medical:
Marco Pietteur.